わたしの仕事 6

産業カウンセラー

大野萌子 著

新水社

もくじ

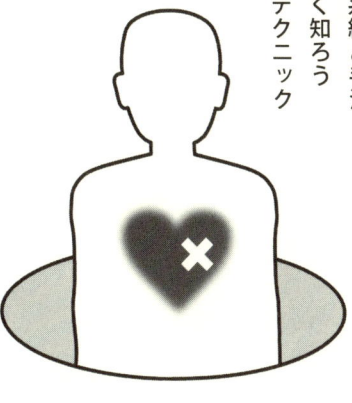

はじめに

産業カウンセラーはやりがいのある仕事

産業カウンセラーの使命は、社会で働く一人ひとりの見えない心に寄り添い、働くすべての人が豊かな職業人生を歩むためのお手伝いをすることです。幸せな働き手が増えることで、産業全体の発展に寄与することを目指します。すべての人が幸せな職業人生を実現するには、仕事上の悩みだけではなく、家族や健康などのプライベートな問題も解決していく必要があります。

本書を手にとってくださった皆さんの中には、人の話を聞くのが好き、人の役に立ちたい、社会貢献がしたい、自殺者を減らしたい、心の問題で悩んでいる人を救いたいなど、さまざまな思いの方がいることでしょう。産業カウンセラーの仕事は、援助する立場でありながら、成長していくクライエントと共に歩んでいくことで、自分自身が救われることが多い、とてもやりがいのある仕事です。

一方で、常に自己と向き合い、カウンセラーとして絶えず研鑽していく覚悟が必要な厳しい仕事でもあります。冷静な頭と暖かい心で人と真剣に向き合う強さ、人間の心を扱う上での専門的な知識やスキルが求められます。

本書では、「産業カウンセラーとは何か？」、「産業カウンセラーの具体的な仕事内容」、「産業カウンセラーになるための方法」、「カウンセラーとして必要な知識」、「産業カウンセラーとしてさまざまな分野で活躍している人の実体験」を盛り込みました。できるだけ、現場の生《なま》の声が伝えられるように工夫を凝らしました。

これから産業カウンセラーを目指す方が本書を読まれることで、この仕事の魅力を知り、勉強の足がかりを見つけ、将来の活躍の一助となれば幸いです。今後ますます、働くすべての人が、より活き活きとした人生を送るために、気軽に相談できる、親しみやすい産業カウンセラーが増えていってほしいと心から願います。

第1章
産業カウンセラーって何？

産業カウンセラーって何？

◆産業カウンセラーってどんな役割があるの？

産業カウンセラーは、全国各地で「産業の場」を中心に活動するカウンセラーです。

「産業の場」とは、企業などの事業体にとどまらず、そこで働く人々が関わっているすべての場所をさします。よって、働く人のみならず、家族やその人を取り巻く場所にまで広く繋がります。

頭に「産業」という文字がついているのは、あらゆる産業活動に関してオールマイティーに対応できるカウンセラーでもあることを意味しているのです。産業カウンセラーは、企業などの個々の事業体とそこで働く人々とその家族にとって縁の下の力持ち的な働きをする役割があります。

働くすべての人々が安心して楽しく活き活きと働き、自分らしい人生を送れるようになれば、自然に企業や組織が活性化されていきます。産業カウンセラーは、働く一人ひとりに活力を与えることで、企業のみならず社会というコミュニティ全体を活性化することを目指しています。

◆どうして産業カウンセラーが必要なの？

経済のグローバル化が進み、少子高齢化、若年労働人口の減少、高齢労働人口や外国人労働者の増加、成果主義の導入など、労働環境の変化にともなってさまざまな問題が生じています。これらの変化に伴って、企業やそこで働く労働者にも、急激な変化が起こっています。

それに加え最近、終身雇用制度の崩壊が、働く場の制度や環境に大きな変化を及ぼし、人々により多くのストレスを与えています。急激な環境の変化に適応できない人が増えているのです。過度のストレスは、働く人々の特にメンタル面に悪い影響をもたらします。メンタル面での健康維持は仕事の効率や能率にも大きな影響を与えるからです。結果として、企業の成長を妨げる要因にもなりえるため、企業にとっては無視できない重大な問題として捉えられています。

硬直した職場環境、複雑な人間関係、長時間労働によって、脳や心臓などに疾患を引き起こしたり、精神の疾患をもたらすリスクが高まります。これらを放置しておくと、ニート、引きこもり、出社拒否、うつ病、過労死、自殺といった重大な問題に発展していくことも懸念されます。実際に心の悩みを抱えている社員がいる企業は、現在全企業のうち6割以上に及んでいます。これは控えめに算出された数字であり、現状は、はるかに多くの企業がメンタル面で問題を抱える社員を抱えていると推定されています。

メンタルヘルス対策上、産業カウンセラーは職場にはなくてはならない存在です。企業によっては、産業カウンセラーに個別相談するだけではなく、企業内研修を依頼したり、人事労務関係者に産業カウンセラーの資格取得を推奨したりするところもあります。ますます産業カウンセラーの存在が認識され、必要とされる時代になってきています。

◆人間関係の不全が最大のストレスを生んでいる

前段で述べた通り、働く人の職場環境は大きく変化し、それに伴い体調を壊す人が増え、メンタル面でも憂慮すべき問題が増大しています。責任の増加、仕事量の増加、降格、リストラ、転職、配置転換などが、働く人々に大きなストレスをもたらしています。

社会制度やシステムの変化が働く人々に大きなストレスを与えている一方、２０１２年に厚生労働省が発表したデータ（次ページ参照）によると、「働く人が何にストレスを感じるか」について一番多くあげられたのが「人間関係」でした。データを集め始めてから、一貫して、ストレスの最大原因は「人間関係」なのです。このデータからもわかる通り、職場でのストレスは、仕事の内容

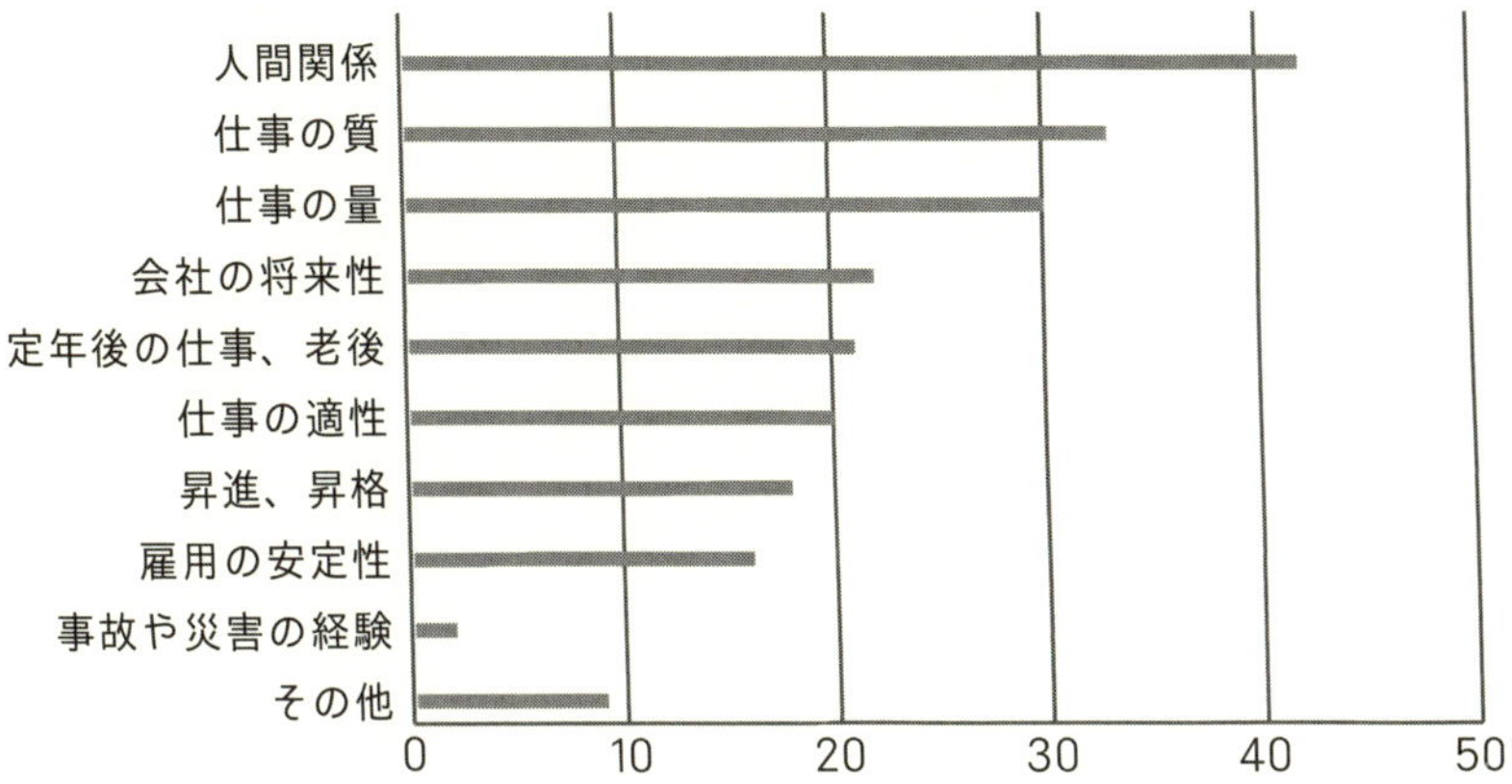

よりも人間関係に大きく左右されることは明らかです。人間関係の不全問題には、日常のちょっとした行き違いのほかに、

セクシュアルハラスメント[*1]
パワーハラスメント[*2]
アカデミックハラスメント[*3]
マタニティハラスメント[*4]
モラルハラスメント[*5]

などのいじめやいやがらせがあげられます。このようなハラスメントは、コミュニケーション不全が引き起こしている現象でもあり、単独で起こるよりも複数のハラスメントが混在することが多く見られます。

*1 セクシュアルハラスメント・・・男性から女性のみならず、男性から男性、女性から女性への嫌がらせも含む性的な嫌がらせ。

*2 パワーハラスメント・・・職場の権力を利用して地位や人間関係で弱い立場の人への嫌がらせが多く見られるが、最近は、下の立場からの突き

上げによるパワハラも増えてきている。

＊3　アカデミックハラスメント・・・大学などの学内で教職員がその権力を利用して、部下や学生に対して行う嫌がらせ。権力を利用する場合が多いので、パワーハラスメントの一部でもある。

＊4　マタニティハラスメント・・・妊娠、出産に伴う労働規制や就労規制を行うほか、精神的に追い詰める嫌がらせ。

＊5　モラルハラスメント・・・言葉や態度による精神的なダメージを与える嫌がらせ。

コミュニケーションの能力低下と産業カウンセラーの役割

コミュニケーション能力の低下によって、健全な人間関係が築けないという問題も増えてきています。多くの企業が、社員の採用時に、コミュニケーション能力を重視するにもかかわらず、社員のコミュニケーション能力の低下や欠如は深刻な問題となっています。新入社員のみならず、中途採用の社員、さらには現在就労中の社員までにコミュニケーションの欠如の問題は広がっていて、あらゆる企業が抱えている悩みです。

コミュニケーション能力の低下や欠如の背景には、携帯電話やスマートフォン、パソコンなどの普及、核家族化、少子化などによって、対面でのコミュニケーションの機会が減少したことが大きな原因に挙げられます。その結果、自分の思いを的確に相手に伝える能力や、年齢や価値観の違う人の考えや気持ちを的確にくみ取ったり、場の雰囲気を読み理解する能力が育ちにくくなってきたと考えられます。

コミュニケーションは、育てていくものなので、機会が減少すればそれだけ成長が望めないことは当然です。よって、意識的にコミニケーションの場を多く持っていくことが大切です。コミュニケーションは生まれ持った才能というより、トレーニングによって改善が期待できます。言葉のキャッチボールも実際のキャッチボールと同じように、適切なトレーニングを行なえば、コミュニケーション能力を向上させることは可能です。

コミュニケーションの知識とスキルの向上のためのトレーニングや気づきを与えるための研修、そして、ハラスメント防止のための理解や、人への対応姿勢を考えてもらうような取り組みを行うよう、積極的に働きかけていくことも、産業カウンセラーに求められる大切な役割です。

◆精神疾患による労働災害申請の第一は「人間関係」

職場で起きる事故や災害に労働災害が適用されることをご存知の方も多いでしょう。以前は、仕事上の事故や病気に適用されるものでしたが、２０００年の電通事件（うつによる自殺が労災と初めて認められた事件）以降、精神疾患での労災認定請求が年々増加しています。その数は、5年連続で1000件を超え、2014年には過去最多の1409人にのぼっています。そして、精神疾患関連の労災認定請求の中でも最も多い原因にあがっているのが「パワーハラスメントなどのいじめやいやがらせ」と「業務量の増加」です。「パワーハラスメントなどのいじめやいやがらせ」とは、つまり人間関係の不全のことです。健全な人間関係を構築できていないことが心身に不調をもたらす原因になっています。職場での人間関係の良し悪しは、仕事のモチベーションに直結します。劣悪な人間関係の職場で働いていれば、仕事の内容に関わらず、活き活きと働くことは難しいでしょう。

もう一つの「業務量の増加」も人間関係の不全が原因となってもたらされていると考えられます。コミュニケーションの不全により業務の連携がうまく取れなければ、特定の社員に過度の業務が負担されることになります。さらに、心身の不調から欠勤や休職する人が増えれば、当然人手不足が生じてしまうことになるからです。

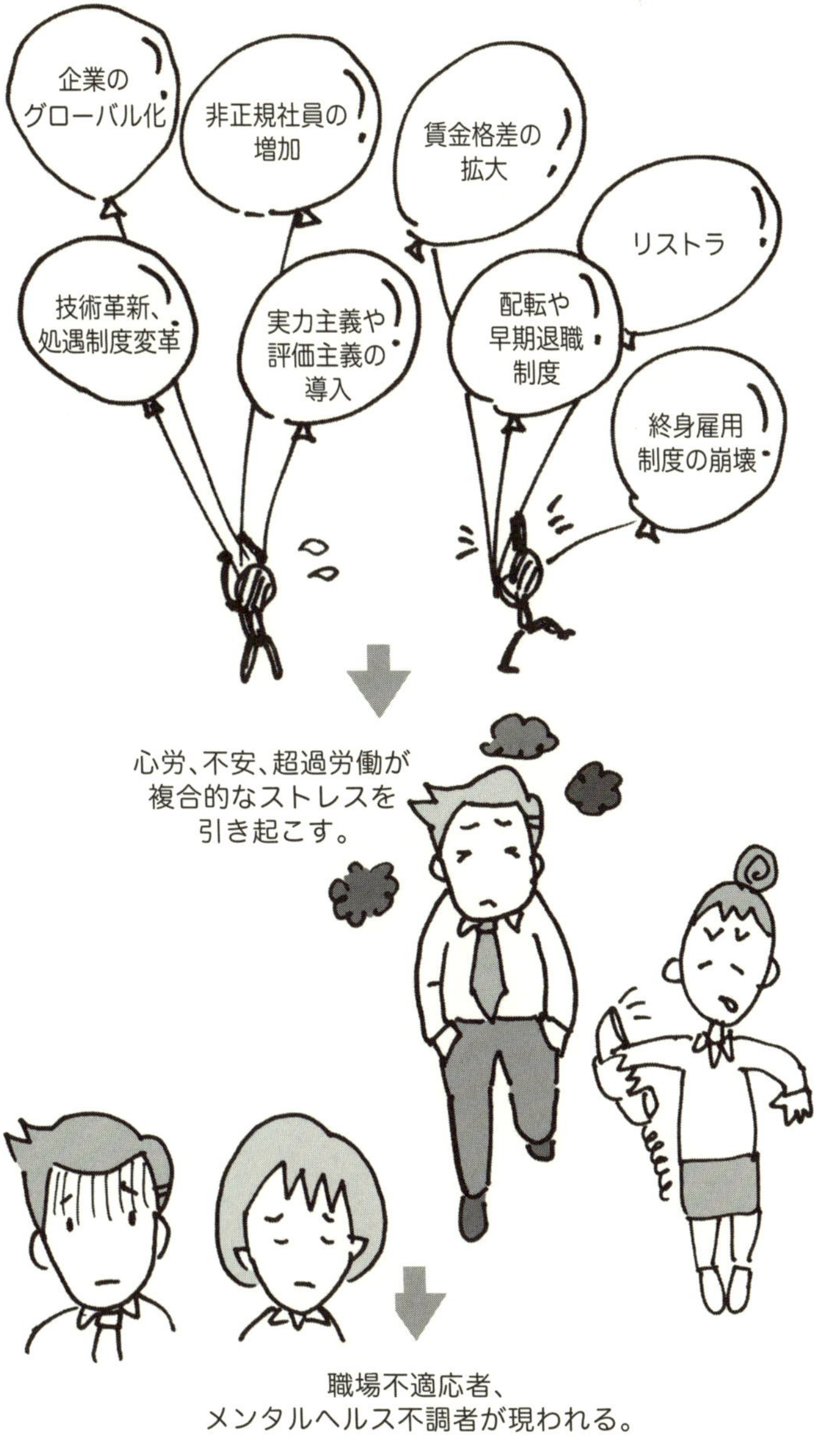
企業の
グローバル化
非正規社員の
増加
賃金格差の
拡大
リストラ
技術革新、
処遇制度変革
実力主義や
評価主義の
導入
配転や
早期退職
制度
終身雇用
制度の崩壊
心労、不安、超過労働が
複合的なストレスを
引き起こす。
職場不適応者、
メンタルヘルス不調者が現われる。

職場の士気や生産性が下がり、
企業全体へのダメージも現われる。

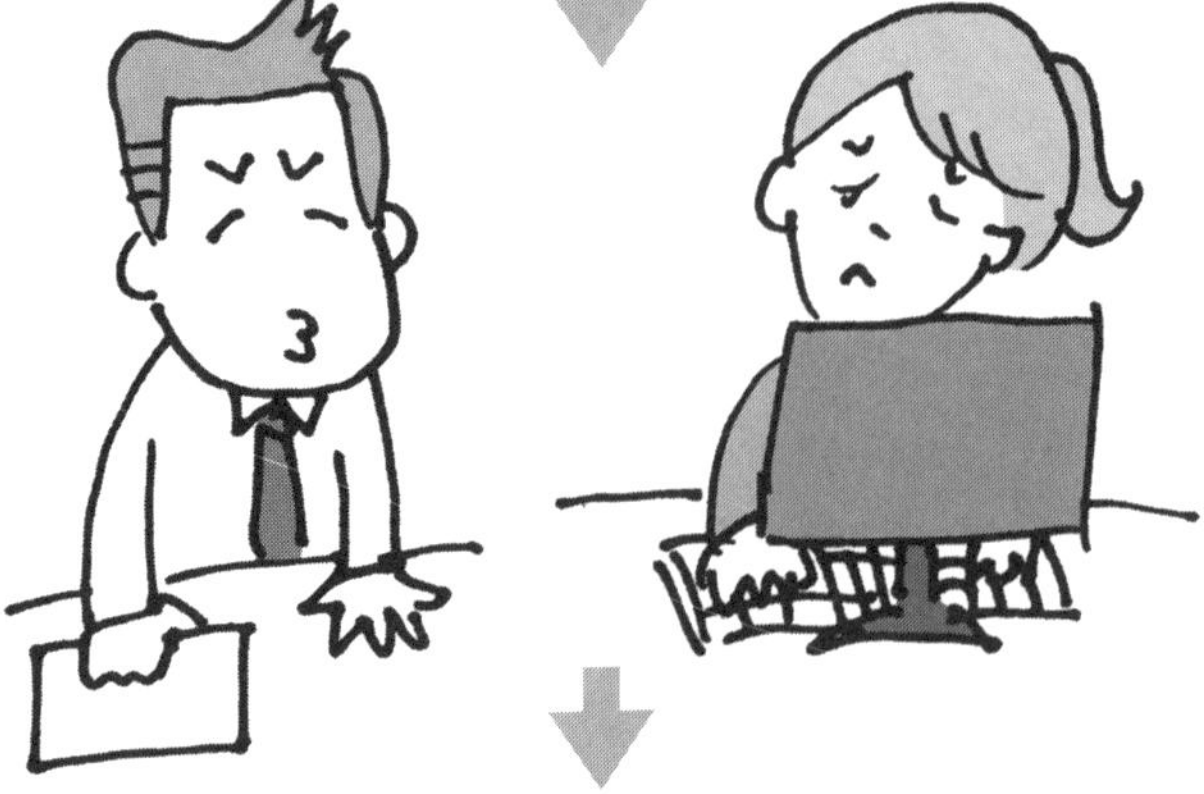

うつ病などの
重い精神疾患を引き起こす。

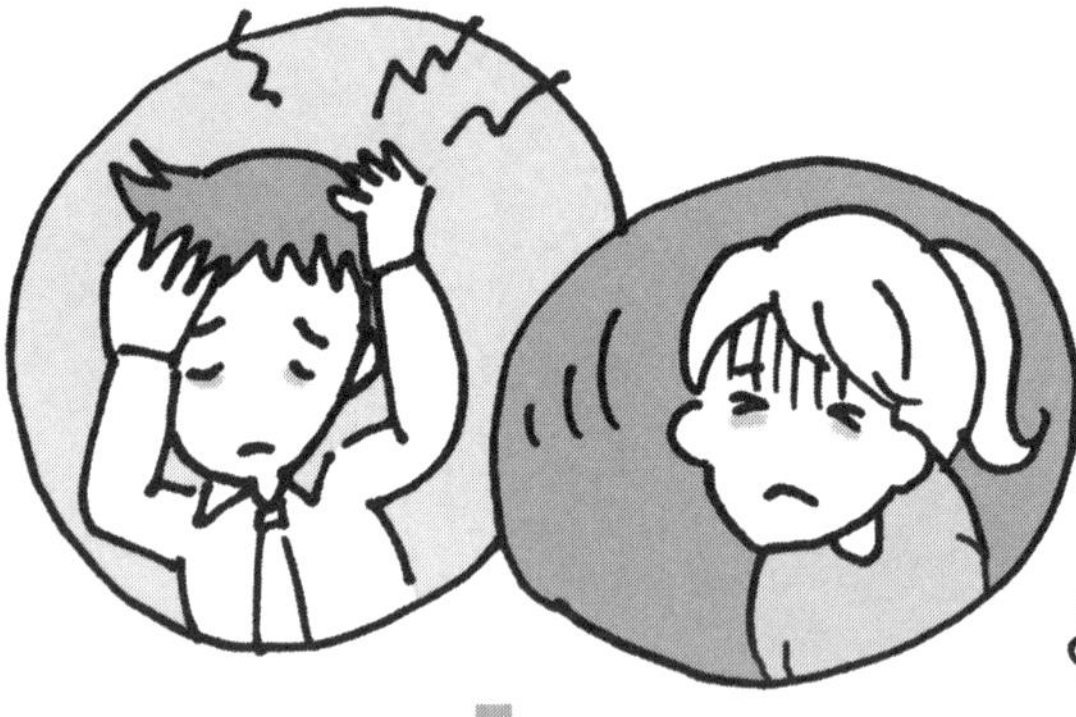

自殺などの最悪の事態へと発展する
可能性がある。

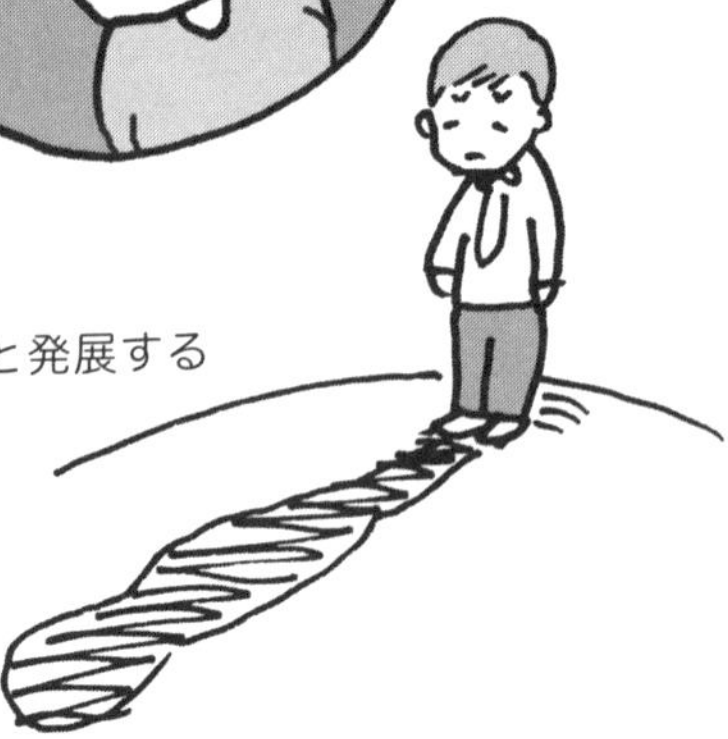

カウンセラーの職場は？

産業カウンセラーは、主に官公庁や企業内でのカウンセリングや研修業務、コンサルティングを行っています。企業内では、カウンセリングルームや健康管理室などにいることが多く、相談内容や研修内容も職場や仕事に関することがメインとなりますが、それだけにとどまらず、職員をとりまく家庭環境や生活全般に及ぶことも多くあります。

また、企業以外にも、公共機関、教育機関、地域、被災地など、さまざまな分野で活動しています。

▼民間企業

大企業、中小企業、工場現場などは産業カウンセラーが中心的に活動している場所です。社内相談室でのカウンセリングはもとより、福利厚生施策の一環としてメンタルサポート対策の導入や研修、必要に応じて人事労務に関する助言を行います。社内カウンセラーがいる企業もあれば、外部からカウンセラーを雇っている企業もあり、その形態はさまざまですが、いずれにしても実際の職場や生産工場に出向いてメンタルヘルス向上の支援や職場環境の改善、個別のカウンセリングにあたります。

▼公共の機関（市役所、警察署、裁判所、ハローワーク）

市役所、警察署、裁判所など公共機関のメンタルヘルス向上の支援や職場環境の改善を行います。ハローワークでは、一般的な就職支援に関するキャリアコンサルティングはもちろんのこと、女性の再就職支援や若者の就職サポートの業務にもあたります。キャリアコンサルタントという位置づけですが、気持ちを受け止めながら援助を行うことのできる産業カウンセラーは、その他のキャリアコンサルタントに比べ強みとなるところです。

▼教育・研究機関（幼稚園、小学校、中学校、高校、大学、研究機関）

教育や研究機関は一般的に閉鎖的な環境になりがちです。おもに教育機関でカウンセリングを行う代表的な資格として、臨床心理士、教育カウンセラーがあります。

生徒や学生の支援をする一方で、最近は、教職員のメンタルヘルスや職場環境改善も重要な問題になっているので、この分野でも、産業カウンセラーを導入することが増えてきています。

▼地域のサービス機関（保育園、病院、高齢者施設、障害者施設）

保育園、病院、高齢者福祉施設、障害者施設などの職場環境の改善にあたっています。これらの機関で働く人々は対人援助職と呼ばれ、心身により多くの負荷がかかり、メンタル面でのケアが特に必要とされます。従業員の精神の状態が、ダイレクトに利用者（乳幼児、患者、高齢者、障害者）に影響を与えてしまうからです。

また、高齢者福祉施設などの急激な増加に伴って、引き起こされる問題も複雑化しています。今後ますます、環境改善やメンタルヘルスの向上に産業カウンセラーの力が期待される分野です。

▼身近な相談者（ボランティア、電話相談）

従業員とその家族をとりまく地域社会も産業カウンセラーの活動の場です。ボランティアとして、地域のコミュニティでの活動も行います。小さな子供を抱える母親、ひとり親家庭、高齢者、障害者、その家族など対象の幅は広く、傾聴ボランティアなどとして関わります。

毎年９月の自殺予防週間に合わせて行われる内閣府の無料電話相談も産業カウンセラーが担当

しています。

▼被災地

日本は自然災害が多い国です。実際に災害が起こってしまった際は、被災された人々を支援する体制が急務となります。大切な家族や生活基盤を失って精神的に落ち込んでいる被災者の心のケアはもちろんのこと、救命できなかったことに強い責任感を感じている家族や救援側の人々を支援することも、産業カウンセラーの重要な役割の一つです。被災直後の迅速な支援はもちろんのこと、生活基盤が固まらず、復興から取り残されてしまっている人々をサポートする長期的な支援の重要性が近年ますます高まっています。

◆産業カウンセラーってどのくらいいるの？

日本の産業カウンセラーの数は現在約2万6000人です。労働者数の数は約6000万人なので、単純計算では3000人の労働者につき、一人の産業カウンセラーしか存在しない計算になります。ただ、有資格者が全てカウンセリング業務に就いているわけではないので、実際は、もっとずっと少ない割合です。

一見、カウンセラーと名乗る人の数は増えているように思えますが、適切なスキルと経験を有する産業カウンセラーの数は足りておらず、実際にカウンセリングを受けた経験のある人の数もまだまだ少ないのが現状です。

他のカウンセラーとの違いは？

◆産業カウンセラーとは

「カウンセラー」と一言で言っても、種類はさまざまです。カウンセラーの種類には、文部科学省認定の臨床心理士や国家資格である精神保健福祉士があります。この他にも、各種の認定団体が認定する、心理相談員、認定心理士、認定カウンセラーなど、さまざまな分野で活躍するカウンセラーが存在します。

それぞれのカウンセラーには扱う内容、カウンセリングを行う場所、対象とする人などが重なる部分があります。これらを明確に線引きをすることは困難です。

たとえば、産業カウンセラーの資格保持者が、企業のメンタルヘルスの援助の研修を行う一方、学校の現場でカウンセリングを行うこともあります。また、臨床心理士の資格所持者が、医療関係機関に勤務する傍ら、学校などの教育現場でカウンセリング業務に従事しているケースもあります。

◆他のカウンセラーとの違いって何？

心理カウンセラーの資格は星の数ほどありますが、一体どれを信頼したらよいのだろうと思われる方も多いことでしょう。産業カウンセラーはもともと労働省認定の資格であったこともあり、信頼性は高い印象があります。実際にカウンセラーの仕事をしている人の多くが、産業カウンセラーか臨床心理士の資格を持っている傾向があります。ただし、臨床心理士は大学院を修了しなくてはならないため、時間と費用の面で取得することが困難な方も多いでしょう。一方、産業カウンセラーは学士や学部の有無の条件は無いので、基本的にどなたでもチャレンジできる資格です。

産業カウンセラー以外にも産業分野でカウンセリングを行う資格には、臨床心理士、心理相談員、キャリアコンサルタントなどがあります。

▼「臨床心理士」

主に医療機関と教育現場を中心に活動しています。臨床心理士は、臨床心理学をベースに、相談者の精神疾患や精神心理的な問題の援助や改善を行います。心理学関連の資格は多数存在しますが、臨床心理士はその中でももっとも取得が難しい資格とされています。文部科学省が認定するスクールカウンセラーや国境なき医師団のメディカルスタッフになるための資格要件となっています。

▼「心理相談員」

受験資格には産業カウンセラーや看護師等の資格があることが条件となります。民間資格であり、認定試験はなく、協会が行う3日間の研修を受講後に認定されます。職場のメンタルヘルス対策に必要な基礎知識を有し、健康づくりのための基本的な資格です。在職の労働者や産業カウンセラーの資格をすでに取得している人が取る付加的な資格です。

▼「キャリアコンサルタント」

キャリアカウンセラーやキャリアアドバイザーなどとも呼ばれます。厚生労働省の認可を受けたさまざまな機関が養成講座を実施して付与しています。就職を希望する人の職業選択や職業能力の開発を適切に行えるように援助します。主な活動場所は、ハローワークや就職支援センター、職業能力開発校、一般企業、中学、高校、大学などがあります。産業カウンセラーもキャリアコンサルタントと同じ内容を扱いますが、実際には、産業カウンセラーの資格を取得した後に、さらなる知識の向上も踏まえ、付加的な資格としてキャリアコンサルタントの資格を取得している人が多いようです。

◆キャリアカウンセリングへの注目の高まり

近年、多くの企業で進む終身雇用制度の崩壊によって、就労途中に会社を辞めざるを得ない状況に陥る人が増えてきました。これまでは一企業の中で必要な技能や知識を身につければ生涯その企業の中で働き続けることができました。しかし、現在は、市場競争の激化に伴い、一生同じ職場で働くことが保証されない時代となり、企業から自立して働くことも求められるようになったのです。そこで、キャリアカウンセリングでは、社外や転職しても通用する人材になる手助けをしていきます。さらに、単なる再就職の支援だけでなく、個人の適性を見つけ、能力を伸ばすという自己啓発や能力開発の援助も行います。

産業カウンセラーのこれから

◆今後産業カウンセラーの数は増えるの？

現在は約3割の企業が何かしらのメンタルヘルス対策を行っています。しかしながら、民間企業であれば当然利益や成果が求められる一方、メンタルヘルス対策は費用に対する効果が見えにくく、経営者や管理者の理解を得にくいことが導入を妨げる要因になっているという事実もあります。それでも、着実にメンタルヘルスの重要性が認識されつつあり、今後カウンセリングを受けることが日常的なことになっていくと思われ、それに伴い必要とされる産業カウンセラーの数も増えていくことが予想されます。

また、時代の変化とともに、カウンセリングを行う領域、援助内容も大きく変わってきています。カウンセリングの活躍の分野は多岐にわたり、ますます活動の場は広がってきています。カウンセリングが全ての人にもっと身近な存在となり、気軽に活用できるように働きかけていくことが必要です。

◆社会の変化に柔軟に対応する能力とは？

現在、厳しい経済状況の中で働く人々の労働環境は非常に速いスピードで変化しています。IT技術の進歩、成果主義の導入、終身雇用制度の崩壊、派遣社員やパート・アルバイトの増加、中途採用社員の増加、外国人労働者の増加、男女雇用機会均等法、労働組合の在り方といったさまざまな産業現場の変化につれて、働く人の悩みも多くなりました。産業カウンセラーとして、これからの時代にそのような社会の変化スピードに適応させ、今現在の状況を理解し、自身の枠にはめ込まない柔軟な手法で人々と向き合える産業カウンセラーが必要とされます。

◆グローバル化の中で求められる役割とは？

グローバル化がますます進むことで、日本の企業内や地域社会にさまざまな民族の人たちが増えてきています。特に介護分野で活躍するヘルパーや、医療分野で看護師として働く外国人の数も年々増加しています。職場で働く人たちがもつ文化的背景が異なると、必然的に新たな問題が発生してきます。

　カウンセリングも多様な文化を持つ人を対象にする機会も多くなってくるでしょう。それぞれのクライエントの文化、信仰する宗教を理解し尊重する姿勢が求められてきます。異文化からきたクライエントが快適に社会生活を営めるように、日本の制度や文化、習慣などの情報を適切に提供していくことも、カウンセラーに求められる重要な仕事となります。さらに、外国人労働者へ配慮だけでなく、それらの人々と共に働く日本人のメンタルヘルスの援助も、また新しい形で必要となってくるでしょう。

萌ちゃん先生の

コラム①

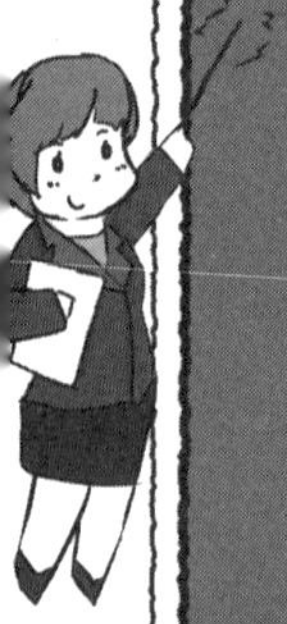

日本におけるカウンセラーはいつ登場したの？

日本における産業カウンセリングが登場したのは１９５０年代。親元を離れて集団就職する若者を心の面からも支えるために、大手企業が福利厚生施策の一環として導入したのが始まりでした。その後、高度経済成長期、産業の急激な変化によって、働く人のメンタルケアはますます必要になってきました。そのような背景の中、各社のカウンセラーや人事労務担当者などが集まり、１９５８年に産業カウンセリング研究会が開かれたことが発端となり、１９６０年に日本産業カウンセラー協会が設立しました。

産業カウンセラーの重要性が増したため、１９９１年には産業カウンセラーの試験が労働省の技能審査に認定されます。しかし、政府の構造改革により２００１年には、英語検定などと同様に技能審査から除外され、日本産業カウンセラー協会の民間資格になっています。

現在は民間資格の一つですが、産業カウンセラーの存在は広く、その他のカウンセラー関連の資格の中でも信頼性、認知度ともに高い人気の資格です。

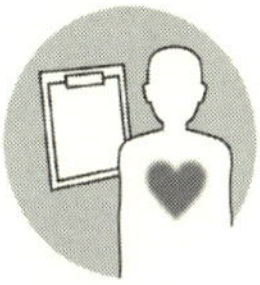

第2章 産業カウンセラーは何をするの？

産業カウンセラーの主な三つの仕事

産業カウンセラーの仕事の大きな柱は、①メンタルヘルス対策への援助、②キャリア開発への援助、③職場における人間関係開発の援助の三つです。

大きな柱① メンタルヘルス対策への援助

メンタルヘルスとは「心の健康」のことです。つまりメンタルヘルス対策への援助とは、心の健康の維持のために予防の提案や助言をしたり、精神面の不調を訴えるクライエントに個別のカウンセリングを行ったりすることです。カウンセリングの相談の領域は、仕事や職場のことに限りません。一見、仕事とは直接関係がないプライベートな悩みであっても、そのことが原因で心身に変調をきたし、仕事にも影響がでることがあります。そのため、産業カウンセラーは、クライエントの家族、子供の教育、親の介護など、広範囲にわたる相談にも対応します。さらに、精神面での不調を訴えている社員のカウンセリングだけではなく、職場の管理監督者に対しても研修やカウンセリング等を通して、メンタルヘルスの導入と環境づくりの助言を行います。

▼メンタルヘルスの維持、予防の三つのステップ

メンタルヘルス対策には、「メンタル不調になる前のセルフケア」、「メンタルヘルス不調の早期発見と対処」、「スムーズな職場復帰の支援と再発防止」の三つのステップがあります。それらはそれぞれ、メンタルヘルスの第一次予防、第二次予防、第三予防と呼ばれています。

①【第一次予防】 メンタル不調になる前のセルフケア

自分のストレスに気づく

うつ病などの精神疾患を患っている人のケアは当然必要とされますが、病気に陥る前に、おおもとである原因を発見し根源を絶つことが最も重要です。そのためには、不調に陥る前のセルフケアが心の健康を維持するのにもっとも有効な方法です。

まず、予防で一番大切なことは自分自身のストレスへの気づきです。自分がどんなことに悩み、ストレスをもっているのかということに気づいていないという人は以外に多いものです。実際に私

が企業で行ったメンタルヘルスの研修の受講者の中でも、「日頃から全く腹が立つことがない」「イライラすることがない」という方が少なからずいます。

私たち人間は、怒りや不安な感情を持つことは当然であるのにもかかわらず、それをまったく感じていないということは、健康な心の状態にあるとは言えません。一般的に職場では自我を抑えて仕事をすることが求められることが多く、それに慣れ、自分のストレスへの気づきに対して、鈍くなっていると考えられます。極度に自我を抑え続けていると、ストレスそのものも気づきにくくなってしまうのです。心を健康に保つためには、時どきは、自分の本当の気持ちに耳を傾けてみるという姿勢が大切であり、その気づきへの促しをするのが産業カウンセラーの役割です。

心の健康促進のための働きかけ

産業カウンセラーは、メンタル不調になる前の予防策として、メンタルヘルスの基礎知識の提供をしたり、適切なコミュニケーションの取り方、ストレスの知識と対処法、感情のコントロールの仕方、リラクゼーションや呼吸法などに関する研修を行っています。また、心の健康の保持や促進を図るために管理職の役割についてのコンサルティングを行います。さらに、社内報なのでうつ病や過労による心身への影響に関する情報も提供しています。

　メンタルヘルスの研修が一般的になってきているとは言え、まだまだ取り組んでいる企業や機関は限られています。メンタル不調と無縁の良い職場環境であっても、予防をしておくことは重要です。気軽に安心していつでも相談できるカウンセ

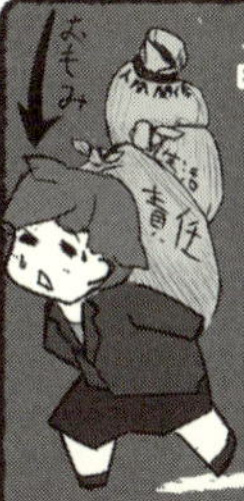

萌ちゃん先生の

コラム②

良いことでもストレスになる!?

　一般的にストレスを引き起こす原因は、苦手な業務や人との関わり等、自分にとってマイナスに感じることと考えられています。ところが、実はストレスの原因であるストレッサーは、良いことにも該当するのです。というのも、ストレスは、負の感情に対して起こるものではなく、変化に対して起こるものだからです。

　良い事の例としては、職場では昇進や昇給などがあり、プライベートでは結婚、出産、転居などがあげられます。嬉しいことであっても、それに伴う環境、人間関係、責任感の変化によって負荷がかかり、心身に症状が現れる原因になります。つまり、辛いことや苦しいことでなくても、現状に対して大きな変化があると人は強いストレスを感じてしまいます。そのため、環境や現状に大きな変化が起こったときは、いつもより意識をしてリラックスできる時間や空間を作ることが必要になります。

ラーの活用や、開かれた相談室を整えることが各企業や機関に求められています。

②【第二次予防】メンタルヘルス不調の早期発見と対処

第二次予防のポイントは、メンタル不調の「サイン」に気づくことです。サインは、やる気が出ない、眠れない、頭痛、肩こり、腹痛などさまざまな症状として現れてきます。また、落ち込みやすくなったり、怒りが抑えきれなくなったり、感情の起伏が激しくなるようなこともサインの一つです。これらのサインに早期に気づき、適切な対処を行うことで、メンタル不調が悪化することを防げます。

このような兆候は、ふだん仕事をしていれば誰もが多少なりとも感じることですが、症状が重い人ほど自分自身で気づくことは難しいようです。カウンセラーの見たてでは、医師の診断を受けたほうが良いと思われるような状態にあっても、当の本人は「病院に行くほどではない」と感じていることも少なくありません。

本人に不調の自覚がない場合は、まずは、周囲の人が「いつもと違う」ことに気づいてあげることが大切です。「いつもと違う」ことに気づくには、いつもの状態をよく知っていなければ気づきにくいものです。そこで、日頃のコミュニケーションが重要になってくるのです。

産業カウンセラーは、【第一次予防】で紹介した社員研修や提案に加えて、上司との連携を促したり、管理職へ研修やコンサルティングを通してメンタル不調の早期発見と対処、日頃のコミュニケーションスキルのアップ方法などについて指導していきます。また、必要に応じて産業医や産業保健スタッフと共同で対処していきます。

早期の対処は何よりも「声掛け」が大事

病気の早期発見でもっとも大切なことは、まわりの人が「いつもと違う」ことに気づいてあげることです。

そして、なによりも「声掛け」が大事です。「何か様子が違うなと感じている」という自分の気持ちを伝えたり、「何かあったらいつでも相談に乗るよ」と一声掛けるだけでも、大きな効果を生みます。

しかし、「悩みごとでもあるんじゃないの？　聞かせてよ」と相手の内面に入り込む必要はありません。いつもと違うということに対して、なにかしら気がついていることを相手に伝える事が肝心です。声掛けは、日常会話の延長線上にあります。いつもは全く声掛けてこないのに、急に「どうしたの？」と言っても相手は、困惑してしまうかもしれません。ふだん全く交流がない人に自分の悩みを打ち明ける人はいないからです。ですから、ふだんから適度なコミュニケーションをとっていくことが必要です。ふだんあまりコミュニケーションが取れていないのだけれど、「最近、職場の人の様子が違うので心配だ」という時は、「最近、休みがちだけどどうかしたの？」「仕事にミスが続いているけど、何かわからないことある？」といった具合に、事実にもとづいた問いかけをすることは大切です。もっとも悪いのは、「いつもと違う」と感じているにもかかわらず、何もしないことです。声掛けしても、相手は全く反応しないこともありますが、あきらめずに継続的に続けることが必要です。

声掛けによって相手が、心のうちを話してくれた場合は、まずは、しっかり気持ちを受け止めることが大切です。産業カウンセラーは、この声掛けの重要性や実際の方法を研修で取り入れたり、管理職へのコンサルテーションで理解を促す働きかけをしています。

的確な判断と連繫で適切なリファー（専門家への紹介）を行う

カウンセリングをしていると、医師の受診が必要と判断されるクライエントも出てきます。受診を勧めると「病気と言うほどではないので病院に行く必要はない」「行く暇がない」などの理由で拒否されることがあります。そのような場合はまずは、身体症状に目を向けてもらうことが効果的です。眠れない、お腹の調子が悪い、胸が苦しい、頭痛が続く、その症状を取るために、一度病院を受診されるように勧めます。無理に精神科に行っていただく必要はありません。

頭痛があるというのであれば、頭痛外来、脳神経外科、内科、何科でも構わないので、まずは受診の行動をとってもらうように促します。そして、できれば産業医に紹介状を書いてもらいます。これで、先方のドクターと連携がとれるようになります。放置せず、まずは関わる姿勢が重要です。相談機関に訪れたクライエントに対し、その相談だけでは十分な対応が出来ない場合、適切な専門家にクライエントを紹介することをリファーと言いますが、適切なリファーを行うことも産業カウンセラーの重要な役割です。

豆知識 職場における不調のサインを見分ける簡単な方法 ＝「けちな飲み屋」

　私がメンタルヘルス関連の研修で実際に導入している「職場における不調のサインを見分ける簡単な方法」を紹介します。職員の勤怠に次のようなことが起こっていれば要注意です。サインは全部で６つあります。「けちなのみや＝けちな飲み屋」と覚えてください。

「け」……「欠勤」

　特に、今まであまり欠勤がなかった人が、急に休みだしたら危険信号と考えましょう。

　また、一度出社してから、途中で帰るのも注意が必要です。たびたび、半休を取るケースもあります。

「ち」……「遅刻」

　今までに遅刻をしなかった人が遅刻し始めます。遅刻の理由は、「体調が悪い」「眠れない」「朝起きられない」などです。これは、体調管理や時間管理ができなくなっている証拠です。

　仕事のモチベーションが下がっているサインです。

「な」……「泣き言」

「自分だけ残業命じられる」「上司が自分に冷たい」「正しく評価してくれない」「平等に扱ってくれない」などの発言が目立ちます。自分の能力を認めてもらえないことへの　不満が募り、被害妄想になったり、極度に悲観的になっていきます。

「の」……「能力低下」

　仕事に対するモチベーションが下がり仕事の完成度が低くなります。締め切りに間に合わなかったり、ノルマが達成できないことが多くなります。

　今まで普通にできていたことができなくなるようなことがあれば要注意です。

「み」……「ミス多発」

　小さなミスを連発したり、急にミスの数が多くなります。指示されたことの肝心な部分を忘れたり、歪曲して捉えることがあります。

「や」……「辞めたい」

　仕事に対するモチベーションが低いために、「自分にはむいていない」「辛いので会社　を辞めたい」という言葉が目立つようになります。

③【第三次予防】スムーズな職場復帰の支援と再発防止

第三次予防では、スムーズな職場復帰の支援と再発防止を目指します。職場復帰の支援とは、病気休業中のケア、職場復帰が可能の判断をする産業医や復職判定委員などとの調整を図ったり、復職先の職場の対応、調整等を行います。また、職場復帰後にもフォローアップを行い、再発の予防に取り組みます。最終的には、自立して職務に従事できることを目指して支援します。

2009年に厚生労働省から出されている、「心の健康問題により休業した労働者の職場復帰支援の手引き」には、病気休暇開始ケアから職場復帰後のフォローアップまで五つのステップがあります。

・第1ステップ：病気休業開始及び休業中のケア

病気休業診断書の提出により休業が決まったら、休業期間中に安心して休業できるための支援を行います。具体的には管理者との連携を図り、休職する社員が担当していた業務の引き継ぎのフォローや、休業中にも相談できる担当者の指定などを行います。

・第2ステップ：主治医による職場復帰可能の判断

萌ちゃん先生の

コラム③

病気になりたがる人々

カウンセリングを通して医師の診断が必要であると判断したクライエントに、病院の受診を促しても、頑なに拒む人がいる一方、病気ではないのに、病気になりたがる人が多いのが最近の現状です。病気という理由づけがあれば、「会社を休める」、「職場の人に配慮してもらえる」と自ら好んで病気になりたがる人が増えているのです。うつ病または心身症と診断され、診断書に「休養を要する」と書かれていれば、通常会社は社員を休ませます。このような社員が職場に増えれば、当然、他の社員の業務の負担が増し、職場の士気も下がることは避けられません。決して健全な職場環境だとは言えません。

そのような、状況に陥らないためにも、「メンタル不調になる前のセルフケア」、「メンタルヘルス不調の早期発見と対処を行うことが重要なのです。なお、このような社員の詳しい対処法については拙著『かまってちゃん社員の上手なかまい方』（ディスカバー・トゥエンティワン）を御一読ください。

【病気になりたがる人々の一例】

・うつ病の症例についてインターネットで調べたり、うつ病チェックリストのようなものを見て自分はうつ病だと自己判断する。

・心療内科を受診し、医者から「うつ病」の診断が下りないとがっかりする。うつ病の診断書が手に入るまで、何件もの病院をドクターショッピングする。

・「復職のために」と自ら進んでカウンセラーに面談を申し込むが、同時に自分のかかりつけの病院へ行って体調不良を訴え、「まだ当分は休養の延長が必要である」旨の診断書をもらってくる。

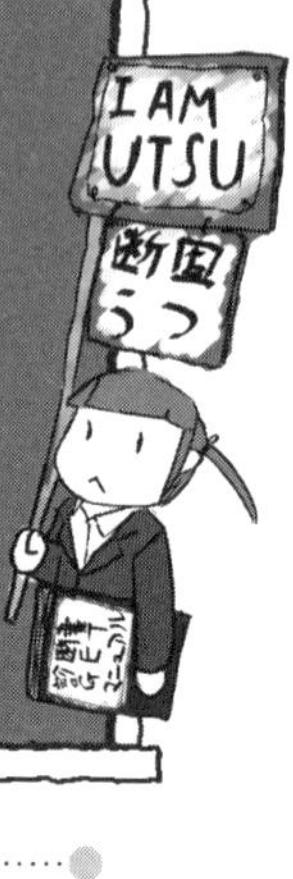

休業中の社員から職場復帰の意思があれば、主治医による職場復帰が可能かどうかの判断を行います。産業医か保険スタッフなどによる精査を行い、本当に職場復帰が可能かどうかを慎重に見極めます。

・第3ステップ：職場復帰の可否の判断および職場復帰支援プランの作成

休業中の社員の職場復帰の意思を確認し、主治医や産業医の意見を収集、職場復帰後に配置される職場環境の評価を行います。またそれとあわせて、管理監督者へ就業上の配慮を促したり、復帰時に安心して就業できるプラン作りを行います。

・第4ステップ：最終的な職場復帰の決定

社員に職場復帰の最終確認を行い、職場復帰の企業側も職場復帰の最終決定を行います。就業上の配慮等に関する意見書の作成を行います。

・第5ステップ：職場復帰後をフォローアップ

復帰したことで、症状が再発、または新しい問題が発生しないかを確認します。勤務状況や業務遂行能力、治療状況、職場環境の状況、管理監督者や同僚などの配慮等を定期的に確認します。問題があれば見直しと改善を促します。

豆知識　復帰後の周りの人々の関わり方が鍵

職場復帰してきた社員にとって、以前と同じようなパフォーマンスで業務を行うことは難しいものです。その時、周りの人々はどのような関わり方をすべきでしょうか。

職場復帰をした社員がいる職場環境では、みなさんそれなりに気を使っているようです。

実際、多くの方から、「うつ病の人に対して言ってはいけないことや、やってはいけないことを教えて下さい」という質問をよく受けることがあります。「うつ病を患った人（もしくは患っていた人）には決して、『頑張って！』」というような言葉を言ってはいけないと一般的に言われています。その他にも、「○○してはいけない」ということを丁寧に解説した書籍も存在するようです。確かに、このような関わり方の指南は、復職した人に極度のプレッシャーをかけてはいけないという配慮の視点からは、ある意味正しい側面もあります。しかし、職場復帰の現場を見てきた私の経験から、復帰した社員を「**特別扱いをしない**」ことが最も大切なことだと考えています。特別視しないということは、他の社員に振る舞うのと同じように、思いやりを持って接するということです。相手を尊重し、他の社員に言ってはいけない、やってはいけないことはしないということです。

腫《は》れ物に触るように対応したり、過剰な励ましをしたり、常にフォローをするような姿勢で接すると、復帰したばかりの社員はかえって疎外感やプレッシャーを感じるようになります。また、復帰した社員を特別扱いすることは、周りの社員にとってもエネルギーを使うことであり、不満を生み出し、職場の士気を低下させることにつながります。

職場復帰に関して、産業カウンセラーの最も重要な役割は、管理監督者である直属の上司へのコンサルテーションです。管理監督者に求められるものは、当人を特別扱いしない環境づくりを率先して行うこと、他の社員にねぎらいの態度を示すコミュニケーション力です。特に周りの方々にとっては、自分たちが、職場復帰した人のフォローをすることで、負担があることを上司が理解し、実際に言葉や態度で伝えてくれることが何よりも大切です。上司である管理監督者の言動が、復職後の快適な職場環境作りには重要な要素となることを認識してもらえるような働きかけが必要となります。

五つのステップの中でも、最後の「職場復帰後のフォローアップ」は特に重要です。長期休業をしていた場合は、復職後の通勤や業務が負担となり、再度体調を壊し就業が困難になるケースが多いからです。復帰後のフォローアップが上手くいかないと感じる時は、産業カウンセラーひとりで抱え込まず、産業医や産業保険スタッフ、管理職などとの連携を図ることが必要です。

職場復帰後の部署についての配慮

心身に支障をきたし、しばらく休職していた社員が復職する際に気をつけるべき点があります。一般的には元いた部署に戻すケースが基本とされていますが、場合によっては大きな負担となる場合もあるので注意が必要です。特に、職場の人間関係が原因で精神的な不調を引き起こし休職していた職員にとっては、元いた部署に戻ることで、再び不調を訴えることになりかねません。

職員が職場復帰をする際は、会社に遠慮をして、「部署を変えて欲しい」などの意見を言うことを遠慮する人が多い一方、不本意な異動に腹を立てて、うつを理由に部署変えを願い出ることもあります。カウンセラーは細やかに注意を向け、不調になった理由や現状をきちんと把握していくことが大切です。クライエントが安心して復帰し、仕事に戻るような提案をしていくことが必要になります。

自殺防止のための3段階の予防策

自殺者はここ十数年、常に3万人を超えていましたが、24年、25年度は、若干ですが減って2万9千人台になりました。各企業や機関のメンタルヘルス対策が進んできており、少しずつではありますが、その効果が表れてきているといえます。しかし、依然として、自殺者の数は多く、さらなる対応が急務となっています。実際、メンタルヘルスの支援を行う中で、細心の注意を払っていかなければならないのが「自殺防止対策」です。ここでは、自殺を未然に防ぎ、減らすための三つの段階の予防策について説明します。（第一次予防をプリベンションョン、第二次予防をインターベンション、第三次予防をポストベンションと呼ぶこともあります。）

○第一次予防（事前対応：プリベンション）

自殺の第一次予防では、今すぐに自殺をするような危機がせまっている状況ではありませんが、事前に自殺につながる原因を取り除くことによって、実際に自殺にまでいくのを予防することです。この事前対応が最も大切で効果的な予防です。カウンセリングを受けるクライエントの中には、「自分は役に立たない人間なので死にたい」「これ以上他人に迷惑をかけるのは嫌なので消えたい」というような自責的な気分があります。「死にたい」と口にしている方でも生きる希望をもっているからこそカウンセリングを受けているということを忘れてはいけません。まずはなによりもクライエントの話を聴いてあげることです。クライエントの「あなたに話を聴いてもらいたい」「あなたなら話を聴いてくれる」という気持ちに応えます。カール・ロジャーズ（カール・ロジャーズについては4章を参照）の言葉にこのようなものがあります。

「この世で、たったひとりでも受け入れてくれる人がいれば、また頑張って生きてゆける」

産業カウンセラーは、心の砦《とりで》になる必要があるのです。

○第二次予防（危機介入：インターベンション）

第二次予防のインターベンションとは、実際に自殺が起きようとしていることに介入して、自殺を食い止めることです。「電車に飛び込みます」「薬を飲んで死にます」「マンションから飛び降ります」等の電話やメールをしてくる場合もあります。その際、本当に自殺をしないよう、専門的な働きかけで防止するための介入のことです。まずはクライエントの話を聴くことを徹底しますが、緊急な事態が迫っていると判断した場合は、状況や場所を聞き出し、関係部署に連絡をとったり、救急車を向かわせるなどの措置をとることもあります。いずれにせよ、出来るだけ早く専門家につなぐことが必要です。

○第三次予防（事後対応：ポストベンション）

残念ながら、事前の対処をしていても自殺を100％防ぐことは難しいという現実があります。自殺が起こってしまった後に、遺《のこ》された職場の人々にかかる心理的な負担は相当なものです。第三次予防では、その影響をできるだけ少なくする対策です。

同じ職場の人が自殺をしたときの精神的なショックは非常に大きく、「自分にできることはなかっただろうか」「なぜもっと早く気づいてあげられなかったのだろう」という自責の念を持つことが多くあります。職場の士気も極端に下がり、自殺者の上司や同僚の中では責任を感じ、離職する人が出るケースも少なくありません。悪いケースでは、残された人が過度の心理的なストレスにより、心身に不調をもたらし、専門的な治療を必要とすることもあるのです。

大きな柱② キャリア開発の援助

現在、終身雇用制度や年功序列が崩れ、リストラが日常化し、非正規労働者の数は増え、働く形態は実にさまざまになっています。不安定な職場環境の中で、「何のために働くのか」、「どのような働き方がしたいのか」、「どのようなスキルアップをしていけばよいのか」といった悩みを抱える人が増えています。

また、急激な職場環境に適応できないことが原因で、心身に不調を訴える人も少なくありません。キャリア開発の援助とは、そのような人々の働くモチベーションを保つための支援を行うものです。職業選択やキャリアの形成が上手くいかない場合に、メンタルヘルス面での問題を引き起こすことも多いため、産業カウンセラーの援助は重要な意味を持ちます。

キャリア開発は、職業に携わっていく中で切っても切れない問題です。働き方がさらに多様化する時代、ますます需要が高まり、必要性が認識されていくでしょう。

▼企業内外で通用する職業能力を養うための援助

キャリアコンサルティングの主な仕事は、個々人が「働く」ということを主体的に捉えていくのをサポートすることです。企業内でのキャリア開発の支援のほか、需給調整機関や職業訓練校でのキャリア相談、教育機関での就職支援などがあります。

本来はキャリアの形成は社員個人の責任や企業の役割とされてきました。しかし、現在、リストラや非正規職員などの増加にともなって、現在勤めている企業内だけでなく、柔軟に対応する力を身につける必要性がでてきました。職種変更などで、今まで積み上げてきたキャリアが陳腐化してしまうという恐れも起こってきています。企業内外問わず、仕事を遂行していく能力、業績を出していくのに必要な能力を養うことが求められているのです。

産業カウンセラーは働くすべての人が、主体的に仕事にかかることができるよう、企業内でのキャリアパス、個人のキャリアビジョンを明確にするなどのサポートをしていくほか、企業に依存せずに自立できる力をつけるために援助をしていきます。個人だけではなく、企業などの組織自体にも、キャリア形成の支援の必要性を提案して、情報を提供する姿勢が求められています。

▼キャリア形成の裏に潜む問題

キャリアカウンセリングを行う際に産業カウンセラーが注意しなければならないポイントは、一見キャリア相談のように見える相談も、実はキャリアの問題よりも、人間関係やメンタルな問題が潜んでいる場合が多いという点です。

キャリア開発においてもメンタルヘルスの維持増進においても、もっとも根本的な問題となっているのは人間関係です。それでは、引き続いて、産業カウンセラーの主な仕事の三つ目にあたる「職場の人間関係開発の援助」をみていきましょう。

大きな柱③ 職場の人間関係開発の援助

組織の大規模化、急激なダウンサイジング、管理強化などによって、労働環境が激変し、働く人たちの労働意欲の低下や疎外感などの問題を生みだしています。労働環境づくりの中でも最も重要なのは、人間関係の開発です。職場における人間関係の開発には、上司や同僚などの職場の人間関係改善、経営政策への参加意識の向上を図り、コミュニケーションスキルを改善し、組織を活性化し、企業の成長につなげる必要があります。

職場の人間関係改善の具体例としては、管理者と労働者間のパワーハラスメントやセクシュアルハラスメントなどのトラブルの予防、および教育があります。また、安全衛生委員会などへの職場改善の提案を行ったり、カウンセリング室や保健室が存在しない企業には相談体制の確立を促したりし、働くすべての人が生き生きと業務に従事できる、人間関係と環境づくりのための援助を行っています。

▼環境に積極的に働きかける姿勢が求められている

メンタル不全者が職場で出た時だけの対処では根本的な改善には至りません。産業カウンセラーが職場に積極的に働きかける方法としては、実際に職場の中に入り込み、職場の状況を自分の目や耳で把握する必要があります。実際に職場の状況を理解していなければ、具体的で有効な解決方法を考えることは難しいからです。職場の中に入り込み、能動的に職場環境の改善や維持を推進していくような存在になることが望まれます。

しかし、必要な改善策を見出しても、経営層や各職場の理解や協力を得られなければ、実現はできません。職場で起きている問題に関して多角的な視点から発言や提案する交渉力、経営者や管理監督者を説得して行動に導く推進力が求められます。

さらに、産業カウンセラーは、経営者、人事、労務関係者、産業保健スタッフなどとともに、信頼関係を築きあげる必要があります。産業医、健康管理に関わる担当者の方々とも連携をはかり、必要に応じて相談できるネットワーク構築に力を入れることも重要です。

産業カウンセラーには、積極的に職場に入り込み、働く人々の声に耳を傾け、関係者との信頼関係を築き、具体的で効果的な提案や改善を推進していく能動的な姿勢が求められるのです。

社員カウンセラーと委託のカウンセラーどっちがいいの？

専属でカウンセリング業務だけをする社員を配置できる会社は数少ないため、多くの場合は労務や人事や総務などの本業の業務にあたりながら、メンタルヘルスやキャリアカウンセリングに副次的な形で関与している場合が一般的です。職場の実際の雰囲気や会社の文化などを深く理解できるのはその企業内で働く人です。仕事内容を把握できる社内の人間がカウンセリングを行えば、職場の状況をより理解し、クライエントと同じ視線で問題を共有できるというメリットがあります。

しかし、企業内の社員が産業カウンセラーの資格を有し、他の社員に対してカウンセリングを行う場合、デメリットもあります。それは、同じ仕事場で働いているということで、なんらかの利害関係や人間関係が存在するため、問題が発生しやすいということです。「こんなことを言ったら社内にばらされないだろうか」「うつ病であることを知られたら、昇給や昇格に影響はでないだろうか」といった悩みを抱え、カウンセリングを行っても本心をさらけ出せない人は少なくありません。実際に心身の不調を抱えながらもそれを隠してしまう場合もあり、カウンセリングが機能しないだけでなく、逆に病状が悪化してしまう恐れもあります。そのため、社員カウンセラーを上手く活用するためには、社員に対して、カウンセリングの内容の秘密保持の徹底や、人事審査に影響はしないということを理解してもらうことが必要になります。

一方で、社内の社員のカウンセラーに相談することに抵抗がある場合は、社外の産業カウンセラーに委託することもあります。外部のカウンセラーが社内に入り込んで、発言力や影響力を持つことは容易ではありませんが、外部のカウンセラーは社内での利害関係に関与しないため、クライエントが本音を打ち明けやすいというメリットもあります。

ただし、カウンセラーの中には、相談者との守秘義務の名のもと、委託している企業と適切に情報を共有しなかったり、契約した時間内に、ただ相談に応じるという姿勢の人もいます。このような場合は、相談をした個別の社員にとっては、ある程度のカウンセリングの効果は期待できますが、職場全体の影響力は少なく、産業カウンセラーとして十分な役割を果たしているとは言えません。

産業カウンセラーは、個々の働く社員の相談に応じるとともに、職場全体の改善にも参与することが期待されているからです。そのため、委託カウンセラーは、積極的に会社の環境を理解し、社内スタッフとの信頼関係を築き、適切に連携する体制を確立する姿勢が求められるのです。

社員のカウンセラーと委託のカウンセラーどちらが良いのかを一概に決めることはできませんが、それぞれのメリットとデメリットをきちんと理解し、うまく利用することが必要となるのです。

カウンセリングのさまざまな方法

カウンセリングは利用する人は年々増えてきていますが、「カウンセリング＝心の病」というイメージや偏見が根強くあることも事実です。そのため、カウンセリング自体を受けることを人には知られたくないと考える人もまだ少ないのが現状です。

対面でのカウンセリングに抵抗がある場合は、メールや電話等によるカウンセリングを行うこともあります。実際、気軽に利用できるメール相談を行う会社も増えてきています。電話は、対面式と比べて相談者の表情が見えない分、くみ取れる情報が限られるという不自由さがありますが、カウンセラーの熟練度によっては声のトーンや話し方を通じて、クライエントの抱える問題を的確に汲み取り、効果的なカウンセリングを行っているケースも多いです。

ただ、メールカウンセリングに関しては、注意すべき点もあります。文字だけの情報では伝わらないことも多いうえ、受け取り方がカウンセラーによって変わってしまい、誤解を生じる危険性が高いという点です。まずは、メールで相談は、カウンセリングのきっかけを作るうえでは、大変効果的ですが、可能であれば、実際に顔を合わせて話を聴くという関わりが大切です。

【職場の環境づくりの実例】

数カ月うつ症状に悩まされ、「このままでは仕事をやめざるえないくらい辛い」と訴えてきた社員がいました。数回のカウンセリングを行った結果、特に仕事面や人間関係での大きな問題を抱えている様子ではありませんでした。

しばらく様子をみながら、このクライエントが仕事をする環境を観察してみると、あることに気がつきました。それはこのクライエントの机の配置に問題があったのです。その人の席は多くの人が出入りする入り口付近で、その人の背後を一日に何人もの人が行き来していました。神経過敏な方にとって、背後に頻繁に人が通ることは苦痛以外の何ものでもありません。私は、管理者に事情を話し、フロアのレイアウトの変更を提案しました。

職場環境の提案をするときに気をつけるべきことがあります。一人のクライエントの席を替えてしまうと、特別視したということが本人にも、また周りの働く人にも影響を与えかねないということです。そこで私は、フロア全体のレイアウトを変えていただくように提案しました。フロアのレイアウトを変更してしばらくすると、そのクライエントのうつ症状に改善傾向がみられました。これは、他の社員にも影響を出さずに自然に環境の改善ができた一例です。ここまで協力的な職場ばかりではありませんが、よりよい環境を提案していくことも大切です。

【人間関係開発の援助の実例】

「パワーハラスメントなどのいじめや、いやがらせ」とは具体的には「上司とのトラブル」ことです。部下が上司の言動がきっかけで、心身に不調をきたし、会社に行けなくなってしまったと訴える社員は多くいます。しかし、多くの上司が「そんな悪いことを私はしただろうか？」と部下が会社に来なくなった原因が分からず頭を抱えています。

ある日の上司（A）と部下（B）のオフィスでのやり取りを2ケース紹介します。

ケース1

「空いた時間に」

A：「手の空いた時にこの書類をやっておいてくれないかな」

B：「はい、分かりました」

――数日後――

A：「先日お願いした書類できてる？」

B：「いいえまだです」

A：「え？　まだできていないってどういうこと？　1週間も前に渡したよね（怒）」

Ｂ：「……（手の空いた時にやれっという指示だったはずなのに、非難されるなんて心外だ！　これはパワハラだ！（怒）」

ケース２
「なんでも質問するように」

Ａ：「分からないことがあったらなんでも質問するように」
Ｂ：「はい、分かりました」
―数日後―
Ｂ：「ここの部分が分からないのですが」
Ａ：「そのくらい自分で考えてよ（怒）」
Ｂ：「……（分からないことがあれば何でも聞くようと言っていたから聞いたのに、自分で考えろというのはひどくないか？　これはパワハラに違いない！（怒）」

この後どうなったと思いますか？　実は、上司が部下に対して過剰な気を使って、何も言えなくなってしまうという場合が多いのです。指示命令系統で動いている組織のなかで、上司が部下に対しての発言を過剰に控えることは、業務の進行に支障がでます。中には上司の方が思い悩んで心身の不調を訴えてくる場合もあります。そもそも指示や命令とパワハラとは別問題であり、上司も部下もハラスメントに対する正しい共通の理解がなかったことが問題となっているのです。

その共通理解をすべての社員が共有できるための支援を行うことは、産業カウンセラーの仕事の一つです。それでは、上記のようなコミュニケーションの齟齬を防ぐためには、どのように対処すればよいのでしょうか。

【これらのケースの対処法】

まず、ケース１ですが、お互いに伝えるべきことが欠如しています。

上司は、部下に対し期限を明示すること、受けた部下も期限を確認することにより防いでいくことができます。もう一言、プラスアルファのコミュニケーションが必要なのです。

次に、ケース２ですが、上司（A）が「なんでも質問して」と言ったので質問をしたら、「そのくらい自分で考えて」と怒られてしまった部下（B）は、納得できない気持ちになるのも当然のことでしょう。しかし上司（A）が意図していたのは、「（まずは自分で考えて、自分なりに工夫してみて、それでも分からなかったら）なんでも質問して」ということなのです。しかし、部下（B）は「分からないことがあれば、なんでもすぐに質問してよい」と言葉どおりに受け止めてしまっていました。さらには、「なんでも質問しなければならない」と受け止め、忠実に指示に従うという人さえいるのです。いずれにしても、お互いの認識が違っていたのです。お互いの認識が違うのですからすれ違って当たり前です。

それでは、どのようにしていったらよいでしょうか？

上司は少々面倒であっても、具体的かつ詳細にやって欲しい内容を伝えることが必要です。特に新人や新しく部署に来た社員にとっては、その部署で当たり前のことが全く分からないことが多々あります。「適当にやって」と優しさのつもりで伝えても、見放されたと感じる場合もあるのです。確かに、具体的にかつ詳細に伝えることは、それなりの配慮が必要となります。しかし、「このくらい言わなくても分かるだろう」という感覚は通用しないということを意識しましょう。面倒でも、ちょっとした心配りが、コミュニケーションを円滑にし、良好な人間関係に繋がります。

部下（B）にも問題はあります。上司からの指示を受けたら、出来るだけ自分で仕事をしていくことは当たり前なのに、自分でじっくり考えず、なんでも教えてもらうという姿勢では困ります。まずは、自分なりに考えてみる。そして、それでも分からないことがあれば、具体的に上司に質問してみる姿勢が大切です。つまり、この二つのケースからわかることは、上司と部下の双方の認識の修正と成長が必要だということです。上司は、自分が当然だと思っている程度よりも少し具体的かつ丁寧に部下に情報を与えましょう。そして部下が指示された内容を正しく理解しているかの確認作業を怠らないようにしたいものです。

第3章

産業カウンセラーになるには？

カウンセラーについて知ろう

◆どんな人がカウンセラーを目指しているの？

人間の心について学ぶ心理学への興味や関心が高く、将来の職業としてカウンセラーを目指す学生は少なくありません。こころの問題が大きく取り上げられるようになった今、身近な問題として、カウンセリングという分野を改めて学ぼうとする社会人の方も増えています。また、子育てが一段落して、再就職を目指す30代～40代の女性の中にも、カウンセラーの資格を取得して実際にキャリアをリスタートしている方がいます。

さらに、フリーランスや独立開業をして活躍している人、人事、労務、教育、IT、営業などの仕事に従事する人、社会保険労務士や保健師などの他の資格を持つ人が、カウンセラーの資格を補足的に取得して、本業の仕事に役立てているということもあります。

企業の中には社内の環境改善やメンタルヘルス予防のために、社員に資格を取得させるというケースも珍しくなくなりつつあります。

さらには、定年後の第二の人生として、これまでの職業の経験を生かしながらカウンセラーの仕事やボランティアをする人もいます。カウンセラーの仕事には定年がないということも大きな魅力です。これまでの経験やキャリアをさまざまな形で生かして、生涯現役で活き活きと過ごしていくことができる仕事でもあるのです。

◆カウンセラーの役割ってなに？

カウンセラーは人の心を扱うエキスパートです。心の専門家として、クライエントの心の状態をありのままに受け止め、クライエント自身が自分と向き合い、自分で考えて、自分なりの結論を出していくためのサポートをするのがカウンセラーの役割です。産業カウンセラーは、クライエントが抱える、上司との人間関係、職員同士の付き合い、キャリアの構築などの仕事上の問題、家族・友人、健康、恋愛、育児、介護などの幅広い悩みについてカウンセリングを行います。

◆どんな人がカウンセリングを受けるの？

カウンセリングを受ける人をクライエント（相談者）と呼びます。産業カウンセラーが対象とするクライエントには、実際に企業で働く従業員だけでなく、企業の経営者や働く人々の家族も対象とします。また、まだ実際には職業には就いていなくても、働くことを求めている若者や主婦などにも進路指導や職業選択の援助を行います。

◆カウンセラーに向き不向きってあるの？

人が好きで、かつ人に対して尊重の気持ちがあり、相談者に対して思いやりの気持ちがあれば、どんな人もカウンセラーになる素質をもっています。しかし、「人の話を聞くのが好き」「人からよく相談される」ということだけで、カウンセラーに向いているとは一概に言えません。

確かに、「人の話を聞くことが好き」という人は、人に興味を持っていることの証《あかし》であり、「人からよく相談される」という人は、話しやすい雰囲気を持っていたり、信頼される人柄であることの証だと言えるでしょう。どちらも産業カウンセラーになるには必要な条件です。しかし、この二つの点だけで、カウンセラーに向いているとは言い切れないのです。たとえ、人の話を聞くのが好きで、実際に人からよく相談されることがあっても、カウンセリングは身の上相談ではありません。身の上相談でも、人に話をすることで気持ちの整理がついたり、癒しを得ることは出来る面もありますが、時に、聞き手側の思いが入り過ぎて、意見を押し付けてしまったり、過剰なアドバスをしてしまうことがあります。

一方、カウンセリングは、自分とは異なった意見や価値観、信念に対して客観的になれることが求められます。カウンセリングの専門的知識や技法を用いて、論理的に、問題の発見、考察、見立て、解決ができるようにクライエントの変化に忍耐強く寄り添っていくことが求められます。

1．産業カウンセラーに適した性別、年齢ってあるの？

産業カウンセラーは自身の経験を通してカウンセリングを行うわけではありません。クライエント自身の話に対して、「こうしたほうがよい」と指示をするわけではないので、たとえば、クライエントが従事する職業の詳細な知識、結婚や離婚、子育てや介護の実体験などがなくても、きちんとクライエントと向き合い、気持ちに寄り添う事ができれば、カウンセリングは可能です。

反対にカウンセラー自身が経験したことがあるがゆえに、カウンセリングはうまくいかないこともあるのです。なぜなら、「そういう時はきっとこんな気持ちになるに違いない」「きっとそうだろう」といった自らの体験からの思いや考えがフィルターになってしまうことがあるからです。たとえ似たような経験でも同じものは決してありません。クライエントと純粋に向き合うためには、自分の体験をいったん横において、クライエントをしっかり見つめることが大切です。多角的に物事を捉えられるように、ある程度の人生経験を積んでいたほうが望ましいのですが、カウンセリングの専門知識と技法を習得すれば、性別や年齢に関係なく適切なカウンセリングを行うことは可能です。

2. 過去の心の傷や病の経験はカウンセラーになるために役立つの？

過去にいじめなどの心の傷を負ったり、うつ病などの経験をきっかけに、カウンセラーの仕事に興味を持つ人は少なくありません。いじめやうつ病の苦しさを知っていることは、クライエントの悩みを理解する上では役立つ部分もあるでしょう。

しかし、カウンセリングでは、クライエントが抱える苦しみに対して、深く同情をしたりすることを避けなければなりません。カウンセラー自身の過去の辛さを思い出すことで、クライエントの話をきちんと聴けないという状態になるのを避ける必要があるのです。消化しきれていない自分の感情に引っ張られてしまうと、本来のクライエントの気持ちに寄り添うことができません。あくまで、クライエントの気持ちに、一緒に向き合っていくことが大切なので、その苦しみに共感することはあっても、「自分も昔はいじめにあって辛かった」「自分がうつ病の時も同じように苦しかった」というように、カウンセラー自身の体験とクライエントの相談内容を混同させるようなことは、カウンセリングの場では避けなければなりません。よって、カウンセラー自身が、その心の傷や病に向き合い、克服できていることが求められます。自分の問題が自分なりに解決していれば、よき理解者としてクライエントの問題に冷静に関わることができます。

3．被災の経験がないけれど被災者のカウンセリングはできるの？

被災者の支援のために活躍している産業カウンセラーは年々増えています。実際に、「ボランティアをして被災地に赴き、カウンセリングをしたいのだけれど、被災の経験がない自分に被災者のカウンセリングが上手くできるのか」という不安を抱える人は多いようです。

被災者が求めていることは、「今のこの苦しみを聞いて欲しい」という願いです。あなた自身が被災の経験があるかどうかではなく、ただクライエントの気持ちに寄り添うだけでいいのです。深い悲しみや先が見えない不安の中にある被災者の心に、そっと寄り添い、耳を傾けてあげることができれば、実際に被災の経験がなくても、カウンセリングを行うことは十分可能です。

萌ちゃん先生のコラム④

コミニケーション能力は誰でも高められる

産業カウンセラーになる以前の私は、初対面やあまり親しくない人と話をすると、緊張のために、常に硬い表情でいることが多く、強い苦手意識がありました。

しかし、産業カウンセラーの養成講座を通して、人の心理について学んだことで、それまで強い苦手意識があった初対面の人との関わりが楽になりました。カウンセリングを勉強し続けていくうちに、どのような場面においても、人との関わりが苦でなくなってきたのです。

以前は、コミュニケーションの良し悪しは、話題が豊富であったり、話をすることが上手であったりすることだと考えていました。しかし、実際は、「話すことよりも「聴く」ことの方が、相手との関係性を深めていくには必要なものだということを知りました。相手の気持ちに合わせ、相手のペースに寄り添うように「聴く」ことで、相手との距離がぐんと縮まり、無理やり自分から話題を提供しなくても、コミュニケーションが円滑にいくということを実感したのです。

今では、初対面のどんな人とでもリラックスして関わることができています。自分自身の実体験を通して、コミュニケーション力はトレーニングによっていくらでも高められると確信しています。

良いカウンセラーになるために

次にあげたのは、良いカウンセラーになるためのチェックポイントです。あなた自身、何個あてはまるかをチェックして、自分が苦手とするものを把握することから始めてみましょう。

チェックリスト

- □オープンマインドで人と接している。
- □人に対して温かい心を持つ。
- □純粋さを大切にしている。（自分の感情をそのまま受け止められる）
- □人の変化を待つ忍耐力がある。
- □相手に意見をおしつけない。
- □論理的に、問題の発見、考察、見立て、解決ができる。
- □自分と異なった意見や価値観、信念に対して客観的になれる。
- □他人の個性を尊重できる。
- □知識欲がある。
- □好奇心が旺盛。

◆秘密保持の厳守

　カウンセラーがカウンセリングを行う場合、クライエントから得られた相談内容を保持する義務が発生します。これを守秘義務といいます。クライエントのプライバシーを守るために、守秘義務は重要です。秘密が厳守されなければ、クライエントは安心してカウンセラーに相談をすることができません。「このカウンセラーにはなんでも話すことができる」と思える安心感が何よりも大切です。

　ところが、守秘義務を頑なに守ろうとすると、かえってクライエントにとってマイナスに働く場合もあります。それは、クライエントが自傷や他害に及ぶ危険性があると判断したときです。これを「危機介入」といいます。この場合は、生命を守ることが優先され、守秘義務を破ってもよいとされています。カウンセラーが頑なに守秘義務を守り抱え込んでしまうと、自傷や他害を事前に食い止められないということにつながる可能性もあるのです。

　また、通常の相談の場合も、相談室から何の声も上がってこないために、職場の環境やメンタルヘルスの改善が進まないと嘆いている企業担当者が多く存在するのも事実です。

　クライエントのために情報を共有したほうが良いと判断した場合は、自分だけで情報を止めておかず、同じ職場のカウンセラーやカウンセラーの指導的な立場に立つスーパーバイザー、時には産業医や保健師などと必要な情報を共有し、今後のカウンセリングの進め方、もしくは治療等が必要かどうかも含め、意見を交換することも必要です。ここで共有されたクライエントの情報にも当然ながら守秘義務は発生します。これを「集団の守秘義務」と呼びます。集団で共有される限定された範囲の情報であり、その範囲を超えて共有することが必要な場合は、必ずクライエントに、誰とどの内容を共有してよいかの承諾を得て、その内容を記載した書面にサインをしていただきます。「言った言わない」などのトラブルを避けるために必ず書面での確認が必要となります。また、集団での情報共有は、あくまでも、共有することでクライエントにとってプラスに働くことを目指します。

個人を守り、利益のためにあるのが、守秘義務であり、間違っても、個人の不利益のために使ってはなりません。産業カウンセラーは企業内の担当者や専門家との間に信頼関係を築き、クライエントのために協力できることが大切なのです。

産業カウンセラーの試験

◆産業カウンセラーの資格を取るための養成講座

産業カウンセラーの資格は国家資格ではありませんが、かつては旧労働省が技能審査として認定する公的な資格でした。現在は民間資格に移行していますが、認知度も信頼性も高い資格です。その資格試験を受けるためには必要な要件があります。

それは、一般社団法人日本産業カウンセラー協会が主催する養成講座を修了することです。

◆あなたに合った学び方を見つけよう（学び方の選択肢、通信／通学の内容と費用）

産業カウンセラーになるには、一般社団法人日本産業カウンセラー協会が行っている「産業カウンセラー養成講座」を受講する必要があります。心理学やカウンセリングについて学んだことのない人でも受講が可能です。通学制には平日、夜間、土曜、日曜のコースがあり、現在全国で約50カ所の会場があります。このほか通信制もあるので、ご自身の生活スタイルに合わせてコースを選ぶことが可能です。受講の期間は、通学で約8カ月、通信で約1年です。通学制と通信制の違いは、理論の講座を実際の教室で受けるか、自宅で自学するかという点です。

カウンセラーの資格は多数存在しますが、産業カウンセラー養成講座の最大の特徴は、カウンセリングの実習の時間が１０４時間もあるということです。理論を身に付けただけでは、実践することは難しいものです。その点、産業カウンセラー養成講座では十分な実習時間があるので、着実にカウンセリングの基本を理解し体得していくことができます。

なお、通学制と通信制とも実習の内容には違いがありません。

講座終了後に試験の受験資格が与えられます。試験を受けて合格すれば、晴れて産業カウンセラーとしてのデビューとなります。しかし、資格は取得しただけで、一人前の産業カウンセラーとは呼べません。資格を有したということは、本格的な学びのスタートラインに立てたということでしょう。

◆試験（難易度、目安の勉強時間、年何回、実技試験の内容と対策）

【受験資格】

次のいずれかに該当する人に受験資格があります。

（1）20歳以上で日本産業カウンセラー協会が指定する養成講座を終了した人。
（2）心理学又は心理学隣接諸科学、人間科学、人間関係学のいずれかの名称を冠する大学または大学院の学部又は専攻（課程）の卒業者でかつ指定科目を必要単位数取得している者。
（2014年1月実施の試験から、（1）同様、養成講座終了要件が加わりました。
但し、通常プログラムとは違う、学士・修士向け養成講座となり4日間の期間で、面接実習28時間です。）

【試験の難易度、目安の勉強時間】

日本産業カウンセラー協会が実施する養成講座は、通学制と通信制があります。
受講期間：通学制：8カ月間、通信制：1年間。
面接実習104時間

【講座の内容】

講座の主な内容は「カウンセリングの役割」「カウンセリングの基礎理論」「カウンセリングの諸理論」「人間理解の基礎理論」「職場のメンタルヘルス」「産業社会と職場」「コミュニケーションの理論」「キャリアカウンセリングの基本」等となっています。これに加えて、カウンセリングの基本的な技法である「傾聴」を中心にカウンセリングの実技があります。

◆ステップアップとしての資格＝シニア産業カウンセラー

【受験資格】次のいずれかに該当する人に受験資格があります。

1）産業カウンセラーの資格を有し、大学院研究科において心理学または心理学隣接諸学科、人間学科、人間関係学のいずれかの各称を冠する専攻の修了者であること。それに加えて、指定の科目を指定の必要単位数取得している人。

2）産業カウンセラー試験合格後、3年が経過していて、かつ協会指定の講座を終了しているもの。指定の講座は、キャリア専攻／メンタル専攻があります。キャリア専攻の場合は、キャリアコンサルタントの有資格者か、キャリアコンサルタントの実務経験が1年以上である者が、受験対象となります。

◆試験問題の例

産業カウンセラーの試験にはどんな問題が出されるのでしょうか。産業カウンセラーの養成講座の内容をしっかり理解していれば、とりわけ難易度が高いものはありません。参考までに、過去の試験問題の一部を紹介します。

◆産業カウンセラーとシニア産業カウンセラーの合格率

近年の産業カウンセラーとシニア産業カウンセラーの合格率です。産業カウンセラーの合格率は約60〜70％、シニア産業カウンセラーは約３０％前後になっています。

産業カウンセラーの合格率

産業カウンセラー									
	21年学科	21年実技	21年総合	22年学科	22年実技	22年総合	23年学科	23年実技	23年総合
受験者数	5,005	1,784	-	5,452	2,092	-	5,212	1,986	-
合格者数	3,313	1,549	3,344	4,128	1,798	4,046	3,534	1,319	3,249
合格率(%)	66.2	86.8	64.2	75.7	85.9	71.7	67.8	66.4	60.5
シニア産業カウンセラー									
	21年学科	21年実技	21年総合	22年学科	22年実技	22年総合	23年学科	23年実技	23年総合
受験者数	205	212	-	187	221	-	187	216	-
合格者数	108	77	84	91	76	72	95	75	66
合格率(%)	52.7	36.3	30	48.7	34.4	26.9	50.8	34.7	26

産業カウンセラー						
	24年学科	24年実技	24年総合	25年学科	25年実技	25年総合
受験者数	5,461	2,134	5,823	4,910	2,040	5,297
合格者数	4,088	1,439	3,924	3,613	1,323	3,470
合格率(%)	74.9	67.4	67.4	73.6	64.9	65.5
シニア産業カウンセラー						
	24年学科	24年実技	24年総合	25年学科	25年実技	25年総合
受験者数	202	237	274	205	236	274
合格者数	96	82	69	90	82	69
合格率(%)	48	34.6	25.2	43.9	34.6	25.2

Q1 学科試験過去問題 1

カウンセリングに関する次の文章と、それに関連のある理論・療法の組み合わせで正しいものはどれか。

A. パーソナリティは、個人によってその程度の異なる性格特性からなり、複数の性格特性の組み合わせによって個人差が出てくると考える。
B. 個人の考え方やものごとの受けとめ方が適応問題に影響していると考える。
C. 個々の要素に還元することのできない全体としてのまとまりに注目し、問題の克服には統合された人格への変容を目指す。
D. 人間は本来、合理的な考え方の持ち主であり、心理的な問題は個人の非合理的な思い込みに基づく不適応な反応であると考える。

①認知行動療法
②特性因子理論
③論理療法
④ゲシュタルト療法

選択肢
1．A：②　B：③　C：④　D：①
2．A：②　B：①　C：④　D：③
3．A：③　B：①　C：②　D：④
4．A：①　B：③　C：④　D：②
5．A：②　B：④　C：①　D：③

解　　説　1

A.　②**特性因子理論**

「パーソナリティは、個人によってその程度の異なる性格特性からなり…」とあり、この後に続く文章からしても特性因子理論であることが理解できる。

B.　①**認知行動療法**

考え方やものごとの受けとめ方を問題にし、行動に及ぼす影響を扱う。

C.　④**ゲシュタルト療法**

「個々の要素に還元することのできない全体としてのまとまりに注目し…」から、ゲシュタルトとは「まとまりのある構造」「全体」「統合」を意味することが頭の片隅にあれば、容易に結びつく。

D.　③**論理療法**

ラショナルビリーフ（合理的な信念）とイラショナルビリーフ（非合理的な信念）というキーワードから、論理療法だとわかる。

正答：2

Q2 学科試験過去問題 2

中年期に関する次の記述のうち、誤っているものはどれか。

1．ユング（Jung, C.G.）は、40歳ぐらいからはじまる中年期を「人生の午後」と呼んだ。その課題は、人生の前半で排除してきた自己を見つめ直し、より新たな自己としてそれを取り入れることである。

2．中年期は、人生の変動期である。レビンソン（Levinson, D.J.）は、ここで正常な中年の80％が「中年の危機」を体感するという。危機の内容は漠然とした人生への幻滅感、停滞感、圧迫感、焦燥感を主な兆候とするものである。

3．中年期には職業生活への過剰適応の問題もある。過剰適応の人は仕事熱心で、余暇の使い方も仕事を通じたつきあいが中心である。これらの人が自分の出世や能力・体力などの限界を知ることによって心の動揺が生じ、さまざまな心身症状を呈してくる。

4．中年期の危機によって何らかの精神的障害が起こることも少なくない。ポスト不足などから昇進できる見込みのないことを悲観する、いわゆる「昇進うつ病」も、その例である。

5．中年期は夫婦関係の危機が生じやすい。夫は仕事、子供は外の世界へ行くことにより妻は一人でいることが多くなったり、単身赴任などで夫婦のコミュニケーションが不足したりすることなどがその背景となっている。

解　　　説　　　2

1．（正）

設問のとおり。「人生の午後」において自分の可能性を追求し、実現しようとする心の働きをユングは個性化（真の自己実現）と呼んだ。

2．（正）

設問のとおり。中年期に差し掛かる多くの人は、体力、能力の低下や加齢の実感、残り人生の逆算などから、人生に幻滅したり、焦りを覚えたりする。

3．（正）

設問のとおり。過剰適応とは、環境の期待に答えようとして自分の能力限界以上に頑張り過ぎ、心身の不調を招くことをいう。まじめで、熱心で、責任感の強い人が陥りやすい。

4．**（誤）**

ポスト不足などから昇進の見込みがないことを悲観して起こるストレス状態は「上昇停止症候群」と呼ばれる。「昇進うつ病」は、①昇進によって孤立し、回りからの圧力に押しつぶされたり、②責任範囲の増加や仕事の変化についていけず自信を喪失したりして発症するうつ病をいう。

5．（正）

設問のとおり。このように、子供が外の世界に行くことによって生きがいを失い、夫は仕事中心で家庭を顧みないような主婦のストレス状態は「空《から》の巣症候群」と呼ばれている。

正答：4

Q3 学科試験過去問題 3

産業カウンセラーが、面接中のクライエントに希死念慮があると感じたときの対応として、適切でないものの組み合わせはどれか。

A. 希死念慮について触れると、本人の自殺に向けての行動を誘発したり、希死念慮を増強したりしてしまうことがあるので、触れないことが原則である。

B. 希死念慮に関する質問をするのであれば、本人が面接の中で十分に自分の気持ちを表現できるようになってから、徐々に行なうことが大切である。

C. 希死念慮が確認されたら、具体的に自殺についての計画、(時期、場所、手段) を立てているかどうかを確認すると、より正確に自殺のリスクを把握できる。

D. 希死念慮が強い場合には、本人をひとりにせず、上司またはそれにかわる人が付き添って迅速に専門機関に受診させることが原則である。

E. 希死念慮が強い場合には、家族に知らせることが必要となるが、本人が取り乱す恐れがあるため、そのことを本人に告げてはならない。

選択肢

1．AとB

2．AとE

3．BとC

4．CとD

5．DとE

解　説　3

A. **（不適切）**

希死念慮は自殺の危険性を判断する上で重要なファクターである。したがって、希死念慮に関する具体的情報を得ることは重要である。

B.（適切）

感情表現を促し、共感的・支持的にサポートすることが必要であり、思いを表現できる安心な場を提供することが重要である。

C.（適切）

設問のとおり。自殺の危険性を判断する上で必要な情報である。

E.（適切）

危険を防止し、クライエントに安心感を得られるように一人にせずそばに付き添いながら、受診に結びつけることが必要である。

D.（不適切）

自殺の危険性を減らすためにも、家族のサポートが不可欠である。そのことをクライエントに理解してもらう必要がある。万が一、本人が拒否する場合もねばり強く努力を続けるべきである。

正答：2

（出典…『産業カウンセラー試験厳選問題集』（一社）日本産業カウンセラー協会　編集・発行）

◆産業カウンセラーはどうやって仕事を見つけるの？

産業カウンセラーの資格を取っただけでは、すぐに仕事をスタートさせることは難しいのが現実です。しかし、次に述べる仕事を得るポイントを押さえれば、必ず産業カウンセラーとしてのスタートを切れることでしょう。

産業カウンセラーの仕事のポイント

1．常に情報収集のアンテナを張って、迅速に対応する

カウンセラーを導入して、メンタルヘルス対策を行う企業や機関は今後ますます増えていきます。関連の求人サイトやカウンセラーの派遣会社などに登録するなどして、常に情報収集する姿勢が大切です。また、自分の条件にあった求人があれば、詳細を問い合わせたり、仕事の受注に手を挙げるなどの迅速な対応が求められます。

2．人と信頼関係を築き、紹介などを活用する

自分で、情報を見つけることに加えて、人からの紹介を活用したいものです。ふだんから人との良い信頼関係を構築できるようにしましょう。勉強会やセミナーに参加し、自己啓発をするとともに、講師や参加者との交流を深めていくことも効果的です。実際に、産業カウンセラーとしての仕事を獲得しているケースは、知り合いからの紹介が多いのが事実です。仕事柄、人間性を重視するがゆえの傾向ともいえます。

3．幅広い知識を養う

資格を取得する、しないにかかわらず、心の問題を扱う専門家として、責任を自覚しましょう。資格に甘んじることなく、専門性を高める努力を行う必要があります。カウンセリングの知識や技能にとどまらずに、経済、産業、労働など幅広い知識を養う必要があります。雇用情勢の変化、メンタルヘルスに関する国の調査研究、労災認定基準の変化、メンタルヘルスに関する裁判の動向などに関心を持つことからはじめてみてください。

4. 諦めない

産業カウンセラーとしての実績がない間は、仕事の獲得が難しいものです。公募等の情報があれば、何度でもチャレンジする強い気持ちを持ちましょう。まずは、ボランティアなどから実績を積んでいくこともよいでしょう。

◆産業カウンセラーで食べていける人といけない人の違いって何?

産業カウンセラーの収入は「働き方次第」です。どの資格でも同じことですが、資格を取っただけでは、即、収入に繋がるということはありません。産業カウンセラーは一時期人気の職業となり、養成講座もキャンセル待ちになった時もありました。ところが、実際に資格を取得しても思うように収入に繋がらない「食べられない資格」として、話題となったこともあるようです。勤務形態が不規則なことが多いので、産業カウンセラーは収入面では恵まれているとは言い難い職業だと考えられがちですが、知識と経験をもったカウンセラーになれば、必要とされる存在となることも可能です。資格を取れば稼げるだろうかと心配するのではなく、産業カウンセラーの仕事が好きで、仕事を厭《いと》わず、依頼されて仕事をどんどん受けていけば、誰でも稼げる仕事であり、実際多くの人が産業カウンセラーの仕事で生計を立てています。

◆資格に安住せず常に学びの姿勢を持とう

産業カウンセラーは、労働現場を取り巻く、さまざまな条件についての専門知識を把握している必要があります。クライエントが抱えるさまざまな悩み事に対応するためには、相談の質を上げていくことが、安心してカウンセリングを受けるための必要な条件

萌ちゃん先生の

コラム⑤

こうしてカウンセラーの仕事を増やしていった！

産業カウンセラーは、資格を取ってから実際に仕事を得るのに最も大事なものは人脈です。実際私の仕事のほとんどが、人からの紹介です。「カウンセラーの仕事を紹介してくれるような人脈はまったくない」という人もいるでしょう。そのような人は、まずは異業種交流会や名刺交換会に通えばよいのでしょうか？

まず、一つの方法としては、地道にカウンセラーの勉強を続けることです。

資格を取ってしまうとそれっきり勉強から離れてしまう方がいるのはとても残念です。どんな資格も同じですが、資格を取ったらいつでも使えるように磨いておく必要があるのです。

特に産業カウンセラーは、人間の心を相手にする仕事なので、机上の知識だけがあるだけでは不十分です。しっかり身についていないうちに、勉強から離れてしまうと、すっかり錆びついて使い物にならなくなることもあります。カウンセラーの勉強をするしっかりと

となります。そのために、心理学をはじめとして、言語学や、精神医学、産業組織心理等、それぞれの分野での、幅広い知識、スキルの習得が求められます。また、カウンセリングで一番大事なことは、カウンセラー自身の人格です。カウンセラーに最適な人格になるために自分自身を成長させ、良き支援者として、伴走者として、たゆまない自己研鑽を続けていく必要があるのです。

しっかりとした方針のある自主勉強会や学習グループでの勉強をお勧めします。ボランティアで場数を踏んで、スキルを磨くことも良いでしょう。

ちなみに私は、横浜カウンセリング研究会という学習グループの顧問をしています。半年ごとにカリキュラムを組み、月に一度の勉強会において、カウンセリングスキルや人間力の向上に取り組んでいます。そこで培った知識や技術をもとに、そこで出会った人を通じて新しく仕事を見つけていくメンバーも多く存在します。

勉強の場に参加することは、常に自分の技に磨きをかけていくことと共に、必然的に仲間が増えていくことにつながります。人の心を扱う職業なので、人との関係性が重要なのです。全く会ったことも話したこともない人に紹介が来るのは難しいことですから、周りの人との信頼関係を育むことが大切です。この信頼関係を築く力こそが、クライエントと信頼関係を築いていく基盤となるのです。

あなたのカウンセラーとしての力を必要としてくれる人が現れたら、まずはどんなに小さな仕事でも精一杯やることが大事です。一つの仕事で成果をだせば、必ず次につながっていくはずです。

豆知識　研修による収入と準備

企業や各種機関でメンタルヘルスなどの研修を行う場合、講師料が発生します。

講師料は、１時間数千円～十数万円と幅が広く、いわゆる相場というよりは講師のランクや依頼元の状況によって決まります。

たとえ高額な講師料であっても、実際の研修を行うには、打ち合わせや情報収集、研修カリキュラムの作成に必要な時間のほかに、研修用に見合った服、靴、鞄等を準備する必要があります。打ち合わせや情報収集、研修カリキュラムの作成は永遠に続く作業です。

研修が重なると、大変だと感じる時もありますが、人の幸せになるために働けるということは、その辛さに勝《まさ》る喜びが待っています。

第4章 知っておきたいカウンセリングの基本と心理学入門

カウンセリングの系統と手法

産業カウンセラーは心理学的手法を用いてカウンセリングを行います。ここでは、カウンセリングに必要となる心理学の基本的な知識を紹介します。

◆心理学の三つの潮流

人間の心の働きや行動を研究する心理学には、フロイトを代表とする「精神分析学」、行動を変えることで認知を変えていこうとする「行動主義心理学」、クライエント自身の自己成長力を重視する「人間性心理学」という三つの潮流があります。

1. 精神分析学

ジグムント・フロイトを代表とする精神分析学は、人間には、無意識の過程が存在し、人の行動は無意識によって左右されるという仮説に基づいています。クライエントが意識によって自由にコントロールできない無意識に注目し、その無意識を意識化することでコントロールできるようにするという理論です。人の心理を理解するための包括的な学問として、以後のあらゆる心理学の発展の基盤になっています。

2. 行動主義心理学

精神分析は、治療者の主観であると反発して、アメリカの心理学者ジョン・ワトソンによって創始されました。クライエント自身の行動を観察することが、人間の心理を理解する唯一の方法だとする仮説に基づいています。つまり、目に見えない心を分析するのではなく、目に見える行動を分析することで、人の心を理解しようとします。行動主義心理学をベースに考案された治療法は、適切な行動や再学習をすることで、心理的な治癒を目指すというものです。フロイトが創始した精神分析学が「第一心理学」と呼ばれる一方、行動主義心理学は「第二心理学」と呼ばれています。

3. 人間性心理学

人間性心理学は、「第三心理学」として位置づけられ、主体性、創造性、自己実現などの人間の肯定的な側面を強調した心理学の一群を指します。精神分析学や行動主義心理学が、人間が本来に持っている主体性を無視しているという批判から誕生しました。人間性心理学では、人間はそもそも自己成長し、自己実現に向かっていて、能動的で、積極的な存在であるという考えが基本にあります。「ひとりひとりを異なった独自の存在と見なす」という人間性心理学を主張した代表的な研究者には、アブラハム・マズロー*がいます。

●主要なカウンセリングの療法

カウンセリングは、さまざまな理論や療法が展開され、その数は200以上にも及びます。ここでは、そのなかでも有名でカウンセリングで広く取り入れられている療法を紹介します。

◆精神分析療法（Psychoanalysis）

人の感情や思考や行動は無意識によって決められていて、その無意識下にある問題を意識化する

*アブラハム・マズロー（1908〜1970）アメリカの心理学者で、人間性心理学の生みの親。マズローの欲求段階説では、「人間は自己実現に向かって絶えず成長するいきものである」と仮定して、人間の欲求を5段階の階層で理論化している。

ことで人の悩みを解決していくという療法です。20世紀初頭に神経学者であるジグムント・フロイト*によって創始されました。フロイトが唱える無意識は、「一度は意識されていたものが、認識が弱まり再度忘れられたもの」、「自身にとって耐え難い記憶や経験等のために、深層心理下に抑圧されたもの」、「意識として認識するほどの心理内容ではないが、感覚的な跡形として残ったもの」と考えられています。また、人間が抱える多くの悩みは、幼少期や過去に形成された原因などに由来しているという理論です。

カウンセリングでは、精神分析の中心技法である自由連想法が広く使われています。自由連想法では、クライエントが自由に頭に思い浮かぶものを口にしていき、またその言葉から連想して思い浮かぶものを繋いでいきます。カウンセラーはその内容を手掛かりにカウンセリングを行っていきます。

精神分析療法は、クライエント自身の力で治していくというよりは、治療者やカウンセラーが主

*ジグムント・フロイト（1856〜1939）オーストリアの精神分析学者。精神医学や臨床心理学の基礎となる数々の理論を提唱した。哲学、文学、芸術、など人文科学全般に大きな影響を与えた20世紀の知の巨人。

体となります。
20世紀後半になると、薬物療法の台頭、21世紀になると認知行動療法の有効性などが確認されるようになり、精神分析学を基本とする精神分析療法は衰退していくことなります。しかし、現在でも、医療やカウンセリングの領域で活用されている療法の基盤となっている部分もあります。

◆認知行動療法（Cognitive Behavioral Therapy）

認知行動療法とは、認知療法と、行動療法が組み合わさったものです。行動療法だけでは、クライエントの感情や経験を考慮していないという解釈があり、徐々に両者が統合していきました。クライエントの「認知」に働きかけて、誤った認識を客観的に把握して、認知の歪みを修正するという療法です。

この療法ではクライエントが抱える心理的な問題は、環境と人間の作用によってもたらされるという考え方を基本としています。クライエントの悩みが、どのような環境から起こっているのかを客観的に分析し、問題がどのような背景で起こっているのかを探っていきます。そして、その環境に対して、クライエントの考え方や行動を変えていきます。このことにより、クライエントは、心のバランスを正常に戻し、感情や考え方が安定するようになると考えられています。クライエント自身の考え方と行動を変えていくので、元の状態に戻ることを防ぐという再発防止にも効果がある療法です。現在、認知行動療法は、カウンセリングを始め、多くの医療現場でも取り入れられつつありますが、熟練した治療者でないと効果が得にくいという問題もあります。

◆来談者中心療法（Client-Centered Therapy）

人間性心理学に基づく中核的なカウンセリングの方法です。1940年代に人間性心理学者であるカール・ロジャーズ＊によって創始され、現在は世界中の医療やカウンセリングの現場で実践されています。カウンセリングの手法の中でも最も主流であり、産業カウンセラーの養成講座の理論と実践の講座でも多くの学びの時間が設けられており、カウンセリングを行うには欠かせない療法として習得に重点が置かれています。

＊カール・ロジャーズ（1902〜1987）アメリカの心理学者で、「人間には自己実現する力が自然に備わっている」という人間に対する楽観的な考え方を元にしたカウンセリング療法を提唱し、心理の相談の対象者をそれまでのペイシェント（患者）からクライエント（相談者）と称した。20世紀のカウンセリングにもっとも影響力を与えた心理療法家の一人でもある。

この療法ではカウンセラーはクライエントへの「無条件の肯定的配慮」、「共感的理解」、「自己一致」の実現が重視されています。

「無条件の肯定的配慮」とは、カウンセラーの先入観や価値観でクライエントを評価せず、ポジティブな面もネガティブな面も含めて、そのままを無条件に受けとめるということです。無条件に好きになることとは違い、一定の距離を保つことは必要になります。

「共感的理解」とは、傾聴などを通して、クライエントが話していることに注意深く耳を傾け、感情やその感情に至った背景を理解し、クライエント自身の考え方や感じ方に共感し、理解したことをクライエントに伝え返すことです。同情や同感とは違うものなので、しっかりとこの違いを身に付ける必要があります。共感的理解をすることで、クライエント自身は、自分の内面に深く気づき、自己受容が促されます。

「自己一致」とは、純粋性ともいいます。カウンセラーが自己概念に固執せず、また自分の感じ方に正直であり、自分の感情をきちんと把握していることが大切です。カウンセラーの自己一致はクライエントが自分自身を尊重するために欠かせないものであり、来談者中心療法で目標とされる健全な心の状態です。

◆その他の代表的な療法

▼ゲシュタルト療法（Gestalt Therapy）

ゲシュタルトタルトとはドイツ語で「現象」「かたち」「全体」という意味です。ユダヤ人の精神科医であるフレデリック・パールズ*によって創始されました。この療法では、過去の原因を分析するのではなく、クライエントの悩みや問題を「今ここ」で再体験することで、「なにを」話して、「いかに」感じているかなどの気づきを得ていきます。一般的にクライエントは過去にあった出来事を問題や悩みとして感じていますが、カウンセリングの中で、その出来事や問題を再体験することで、いままで気づかなかったことに意識を集中させていきます。人は一つのことに注目すると、他の部分には目がいかなくなるという性質があります。つまり、過去に起こった出来事の一部分しか見て

*フレデリック・パールズ（1893〜1970）ユダヤ人の精神科医。フロイト派精神分析家の資格を取るが、後に精神分析を批判し、共同研究者と共にゲシュタルト療法を創始した。

いないということがあるのです。そこで、ゲシュタルト療法では、いままで抑圧されていて見えていなかった無意識の部分を意識化させ、クライエント自身に対処の方法を気づかせていきます。過去よりも、「いま、ここ」を重視する立場は、フォーカシングなどにも多大な影響を与えています。

▼論理療法（Rational Therapy）

アメリカの臨床心理学者であるアルバート・エリス（1913～2007）によって創始された論理療法は認知療法の一つで、最初のものとされています。クライエントが抱える悩みや問題は、出来ごと「そのもの」が問題なのではなく、出来ごとの「受け取り方」に問題があるという理論に基づいています。理論療法とはクライエントが「～しなければならない」という思いこみをしていることを「～であることにこしたことはない」というように変えていくものです。「思考」を変えれば「感情」が変わり、「感情」が変われば「行動」がかわるという理論に基づいています。実際のカウンセリングでは、クライエントの言葉に対してカウンセラーが直接反論したり、クライエント自身に反論させたりします。時には、クライエントに紙に書き出してもらい、「～しなければならない」から「～であることにこしたことはない」と書き換えを促していきます。

▼交流分析（Transactional　Analysis）

交流分析は、アメリカの精神科医エリック・バーン（1910～1970）によって提唱されました。これは、精神分析学と人間心理学を取り入れた理論と療法であり、誰でも理解ができるように日常の言葉で組み立てられているため、「口語化された精神分析」と呼ばれています。

私たちが、自分らしい生き方ができなくなって悩んだり、周囲との問題を抱えたりするのは、私たちは成長の過程で気がつかないうちに、自分の枠内のパターンで行動してしまい、そのため、周囲との関係性に問題が生じるという考え方です。その枠のパターンを意識的に変えていくことで、悪循環を断ち切り、新しい人や物事との新しい関係性を築いていく方法を模索します。

交流分析は、「自立性の向上を目指す」ことを狙いとしているので、カウンセリングのほかにも教育の分野や個人や組織開発などに広く活用されています。

▼フォーカシング（Focusing）

フォーカシングは、カール・ロジャーズが確立した来談者中心療法の実践の中からアメリカの臨床心理学者であるユージン・ジェンドリン（1926〜）によって体系化されました。

身体感覚に焦点を当てて意識を集中させることで、自身の心の感覚や実感に触れることを提唱するフォーカシングは、現在のカウンセリングのエッセンス的な理論と技法と言えます。

フォーカシングでは、苛立ちや不安などの言葉にならない感情を「フェルトセンス」と呼びます。身体からこのフェルトセンスを受け取り、その感覚を言葉にするなどして表現すると、いままで気づかなかった意味を見出すことができるというものです。フェルトセンスを受け取ると、癒やしや解放感が得られるだけでなく、成長へと繋がるとされています。この変化は「フェルトシフト」と呼ばれます。フォーカシングの技法をカウンセリングにも活用できるように体系立てたのが、「フォーカシング指向心理療法」と呼ばれるものです。カウンセラーは、クライエントがフェルトセンスを感じやすいように傾聴や応答によって援助していきます。

◆永続的なスキルの向上、知識の獲得の必要性、思いやり

カウンセリングは一つの理論だけで成り立つとは限りません。また、どの流派も根本はクライエントの気持ちにフォーカスしていこうとする点では同じであり、基本の姿勢はどれも大きくは変わ

りません。大切なことは、カウンセリングの実践の経験と、理論を学ぶことを繰り返し精進していくことが必要です。また、働く人自身や環境の理解を深めて行くために、カウンセリングの技法や心理学の分野に限定せず、人事労務、労働関係法などの知識を学ぶ姿勢も大切です。

基本的なスキルは、プロとして必要ですので、そこはしっかり身に付けていくことが重要です。しかし、何よりも大切なのは、どのようなスキルや知識よりも、クライエントを尊重する姿勢です。苦しみや悲しみを癒すのは思いやりであり、専門的な知識だけで癒すのではないということを忘れてはいけません。

◆カウンセリングとは治療的なコミュニケーション

心の病気を治療する専門家には、精神科などの医師がいます。医師は心身の不調を訴える患者を治療することを仕事としています。一方、カウンセラーはカウンセリングという治療的なコミュニケーションを行うことで、クライエントが自分自身で問題解決を行うための援助をします。

私たちは、辛いことや苦しいことに直面した時、身近な家族や心を許せる友人に自分が抱えている思いを「話す」ことで気持ちが回復できることがあります。これは、「話す」というコミュニケーションの行為に治療的な効果があるからです。しかし、「話す」相手が家族や友人などの身近な存在であるがゆえに、問題となることもあるのです。その問題とは、クライエント自身の意思に沿わない指示や助言をしてしまうというものです。家族や友人からは、クライエントに「こうあってほしい」「こうあるべきだ」などの、要望や願望がどうしても出てきてしまいがちです。クライエント本人にとって、彼らからの意見は時には役立つ場合もありますが、かえって負担となったり、迷いや不安を強めたり、自分自身で答えを見つけ出すことの妨げになることさえもあります。そのため、身近な人がカウンセリングを行うことは一般的に難しいと考えられています。

一方で専門的な知識やスキルを有するカウンセラーによるカウンセリングでは、家族や友人に「話す」と同じような「治療的なコミュニケーション」の効果があります。また、クライエントに要望や願望を押し付けるようなことはしません。カウンセリングでは、クライエント自身の気持ちにフォーカスして、治療的なコミュニケーションが行われます。クライエント（相談者）はカウンセラーに話をすることを通して、心の癒しを得たり、考えを整理したりして、問題解決に向けての一歩を自分自身で踏み出すきっかけを見出していくのです。

クライエントをよく知ろう

◆クライエントが求めているもの

カウンセリングとは、クライエントが抱えている問題や悩みに対して「こうしたほうがよい」とか「ああしなさい」というような明確な解決策や指示を出すようなことはしません。

またカウンセリングを受けに来るクライエント自身も、カウンセラーにアドバイスや問題解決の答えをカウンセラーに求めてきているとも限らないのです。意識的か無意識的かは人や場合によって違いはありますが、答えはクライエント自身の中にあることを本人も知っているからです。クライエントはその答えを探すために苦しんでいる状態から、なんとか抜けだしたいという気持ちでいます。

カウンセリングでは、クライエントの心の中にある答えをひもといていくお手伝いをするのが、カウンセリングであり、決してカウンセラー自身の意見や指示を出して答えを教えることではないのです。あくまでクライエントの感情を受け止め、寄り添いながら、クライエント自身の中にある答えに気づくサポートをするのが役割です。クライエント自らが、自身の気持ち、考え方の歪みや間違いに気づくことで、問題解決につながっていきます。

◆時間はクライエントの速度で進む

カウンセリングはクライエントが求める方向へ導く手助けをするために行われますが、ときには、クライエントの傍《そば》にただ寄り添い、時間を共有することもカウンセリングの重要な役割です。深い悲しみや失意のどん底にいる人にとって、どんな励ましも、どんな慰めも無意味な時があります。カウンセラーとして何かをしてあげたいと思うことは当然な気持ちですが、クライエントが動けない状態にいる時、過度の励ましや慰めが、かえってクライエントに負担と感じることもあるのです。極度の悲しみや目の前が真っ暗な状態にある人にとっては何よりも時間が必要です。カウンセリングはクライエントの時間で進みます。その時間はクライエントの状態

カウンセリングのプロセス

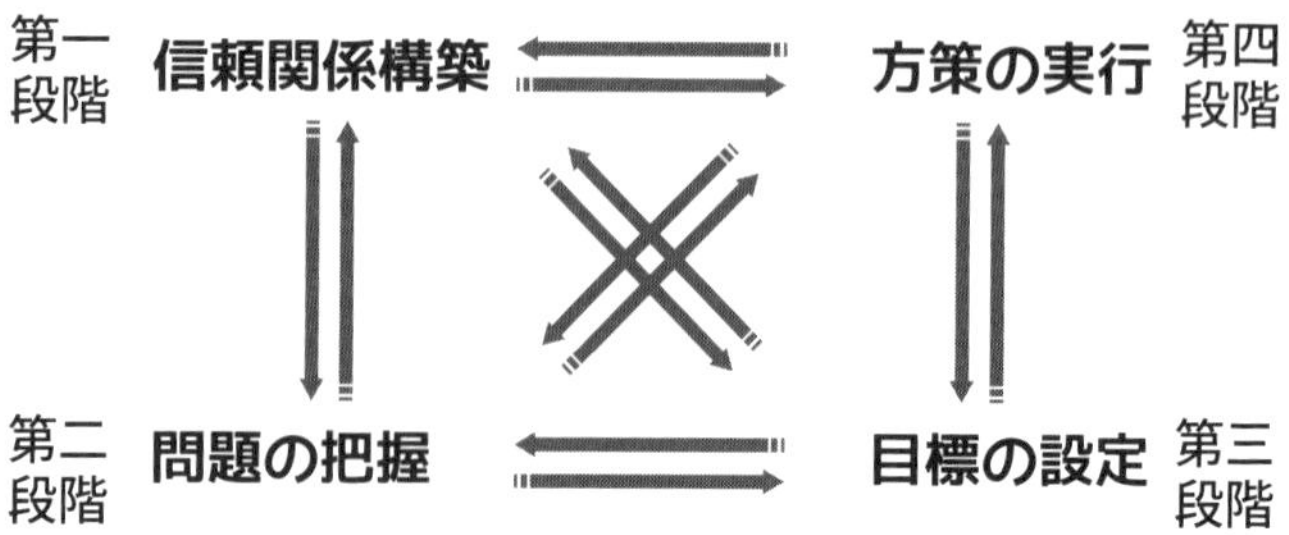

カウンセリングは、上の4つの段階を
相互に行き来しながら進んで行きます。

によって早まったり、速度を緩めたり、あるときは止まる時もあるのです。

◆「過去」よりも「今」に目を向けよう

クライエントは「過去」の出来事や感情にとらわれていることが多いものです。カウンセラーはクライエントの「今」の気持ちに目を向けられるように努めます。クライエントが「過去にどのようなことを感じていた」ではなく「今どう感じているのか」「どうしたいのか」ということに集中して聴いていく姿勢が求められます。

「過去」そのものよりも「過去」が「今」にどう影響しているのかを見極めていくことが大切です。また、過去の出来事は変えられないけれども、「今」の認知が変わることで過去の自分を癒すことが可能になります。

◆「考え方」より「感じ方」を大切にしよう

私たちは普段の生活の中で、自分の立場、役割、責任といったものを考えることを強いられながら行動しています。「楽しいからやる」のではなく、「やらなければならないからやる」ということを抱えて生きています。特に職場においては、自分がどう「感じる」という感情を抑え、どのように「考える」かが優先させられます。しかし、この「感じる」ことと「考える」ことのギャップが大きくなりすぎると、ストレスを感じ、時には心身に不適応が生じます。カウンセリングに訪れるクライエントの方々の多くがこの不適応の状態です。頭では分かっている（考える）けれど、どうにもならない気持ち（感じる）を抱えています。

人は常に自分の感情を抑えていることができません。時には、「感情」を優先させることも大切なのです。

◆集中力と忍耐力～カウンセリングって難しい？

クライエントの気持ちに寄り添い、細やかな表情や言葉の変化に集中して話を聴くことは、強い忍耐と緊張を伴います。カウンセラーは常にクライエントに誠実に向き合い、クライエントが自分を客観的に見つめることができるように、マラソンの伴走者のような存在で関わり続けることが求められます。長いマラソンのようなカウンセリングを最後まで遂行するには、カウンセラー自身の心身の状態を良好に保つ必要もあります。

特にカウンセラー自身が大きな悩みや不安を抱えていたりすると、クライエントの感情に引きずられたり、揺さぶられたりすることが生じてしまいます。そうすると、集中してカウンセリングを行うことが難しくなります。そのため、カウンセラー自身は常に良き伴走者となれるように情緒の安定が求められます。クライエントが、「もうカウンセラーの力を借りなくても、自分でやっていける」と思えるまで、適度な距離を保ちつつ伴奏していく集中力と忍耐が必要なのです。

◆クライエントと向き合うことの大切さ

カウンセラーでは「人はみな尊重される、一人ひとり異なる存在である」ことを深く理解する必要があります。人それぞれに価値観が違うように、当然、カウンセラーとクライエントの感じ方や考え方が異なります。カウンセラーは思い込みをせず、しっかりとクライエントと関わる姿勢が問われます。カウンセリングは、カウンセラーの自己満足であってはいけません。カウンセラーが「素晴らしい助言ができた」と感じるようなカウンセリングは注意信号です。クライエントが一生懸命に耳を傾けて聴いている様子に甘んじて、カウンセラーが自論を展開し、カウンセラーの価値観で熱く思いを語れば語るほど、目の前のクライエントの気持ちや小さな変化に気づきにくくなります。

カウンセラーが気持ちよいというカウンセリングは、カウンセラー自身が中心となって行われたということにほかなりません。

カウンセリング終了後には、「クライエントときちんと向き合えただろうか？」「自分の考え方や価値観を押し付けたような言動はなかったか？」と自問自答してみることが必要です。

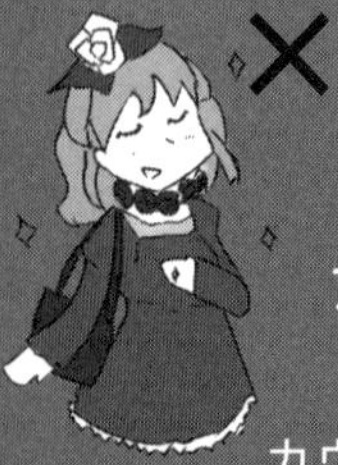

萌ちゃん先生のコラム⑥

カウンセラーはどんな服を着るの？

カウンセラーはどんな服装をしてカウンセリングに臨んでいると思いますか？

真っ白な白衣、それとも灰色や黒の色合いのスーツでしょうか。私がカウンセリングを始めた当初は、暗い色調の服だとクライエントに威圧感を与えてしまうと考慮し、安心感を与えられるようなベージュやクリームのスーツを選んでカウンセリングを行っていました。今でも企業に出向く場合は、そのような淡い色の服を選ぶ場合が多いのですが、企業のカウンセリングルームでは別の服に着替えてカウンセリングに臨むこともあります。

企業によっては、「白衣ご用意しますか？」と尋ねられることがあります。確かに、白衣は信頼感を出すクライエントの視点から、カウンセリングを受けた効果があったかどうかを確認します。カウンセリングはカウンセラーのものではなく、クライエントのためにあるということを、常に忘れてはいけません。

◆働く人々に役立つカウンセリング

産業カウンセラーは、この社会で働く一人ひと

には役立ちそうですが、権威的な威圧感を感じさせることもあります。そこで、私は白衣ではなく、可能であれば、その会社の作業着をはおるようにしています。社員の方々と同じもの着ることで、同じ職場の仲間であるという親近感を持っていただくことができるからです。ただし、カウンセラーが年配の男性の場合は、「上司に話しているようで嫌だ」という意見もありますので、ケース・バイ・ケースで対応するのが良いと思います。

リラックスした雰囲気を出そうと思うがために、あまりにラフな格好でカウンセリングに臨んでしまうと、相手を尊重していない態度に思われて、クレームに繋がることもあります。作業着がない企業の場合は、スマートカジュアルであれば問題はないでしょう。視覚から得られる印象は侮《あなど》れません。服装にも少しだけ気をくばって、クライエントが安心してカウンセリングが受けられる雰囲気作りが必要です。

りを最大限に尊重し、深い信頼関係を築いて、働く人々に役立つことを使命としています。一般的なカウンセリングの目的は「クライエントが自分自身で解決していくことを援助する」というものですが、産業カウンセラーが行うカウンセリングは、人々が活き活きと自分らしい職業人生を送れるようにするという点に特徴があります。不平不満の一時的な解消や不適応の解決だけでなく、働く人の生涯にわたる成長の手助けをするということに重点が置かれています。そして、どんな悩みに関する相談も、クライエントの生涯にわたる成長に繋がるように行われることが望まれます。

カウンセリングのテクニック

◆自分と向き合う「自己理解」レッスンから始めよう

自分を理解できる以上に、人のことを理解することはできません。自分を分析し、尊重できてはじめて、相手を理解し、尊重できるようになるのです。カウンセラー自身が自分の長所や短所、とくに、情緒的な限界を理解していないと、クライエントの問題や感情に溺れてしまいかねません。

自分自身を理解するということはとても難しく、辛い作業です。自分はこうありたいという思いが強ければ強いほど、本当の自分の姿や気持ちを覆い隠してしまうからです。特に、弱みと向き合うということは大変辛いことですが、時間をかけてでも自分自身と向きあい、自分のすべての要素を受け止めることが大切です。

自己理解の方法としては、日頃から「私はこう感じる」「私はこう考える」というふうに、自分の感情と素直に向き合う時間をもつと良いでしょう。また、「私はこんなことをしていると楽しい」「こんなことを言われると悲しい」ということを意識するよう心掛けてみましょう。自己理解は一度で終わるということはありません。カウンセラーの資格を取った後も、自分を知り自分と向き合うエネルギーを持ち続けていくことが望まれます。

◆カウンセラーに必要なカウンセリングの態度とは？

カウンセラーに必要な基本の態度には、「自己一致」、「受容」、「共感」があります。

▼自己一致

みせかけではなく、ありのままの自分であるということです。自分がどんな感情を抱いているかを認識し、それを歪曲したり、否定しないで受け止めることができる姿勢が求められます。カウンセラー自身が自己一致ができていることが、クライエントとの信頼関係を築くうえで重要な要素であり、カウンセラーとしての必要条件でもあります。

▼受容

クライエントのどんな気持ちも、そのまま受け入れることです。カウンセラーの感情や考え方で評価、批判や否定することはしません。良い面も、悪い面も含めて、クライエントのすべてを受け止めます。このことを「無条件の肯定配慮」と呼びます。ただし、クライエントの自傷や他害につながるような発言の場合は、この限りではありません。「死にたい」というクライエントに対して、「死にたいのですね」と受容するのではなく「死にたいほど辛い（悲しい）気持ち」を受容していくことが必要です。

▼共感

カウンセラーは、クライエントが感じ方や考え方をそのまま受け取るようにします。

その感情や感覚はクライエントのものであって、カウンセラーのものではありません。あくまでも、「あなたはそのように感じるのですね」という理解的な感覚が大切です。このように、カウンセラーがクライエントの感情に揺さぶられたり、動揺するということのない感じ方を、共感と言います。その対比としてあげられるものに、「同感」があります。同感とは、クライエントの苦しみや辛さが、まさに自分のことのように感じることです。「私もそう思う」というようにクライエントの話に同感してしまうと、客観的な視点でカウンセリングを進めることが難しくなります。そのため、カウンセリングではクライエントに同感せず、共感の姿勢で臨むことが必要となります。このことを「共感的理解」とも呼ばれます。

◆「傾聴技法」～聞く、聴く、訊くの三つのきき方の違い～

「傾聴」はクライエントを理解するための、カウンセリングにおけるもっとも基本で重要な技法です。私たちはさまざまな経験を通して、自分自身の価値観や他人に対する見方という固定概念がそれぞれに身についてしまっています。そのため、相手の話を聞いているように見えても、実際には自分の感覚の方に意識が向いてしまっているのです。日常的な「話を聞く」というものに対して、

「傾聴」とは、より深く相手の話している気持ちに神経を集中させ、耳を傾けます。自分が聞きたいことを聞き出すのではなく、クライエントが話したいことを、共感しながら聴きます。どのカウンセリングの理論にも流れる共通の意識は「相談者の話にきちんと耳を傾ける」というものです。「傾聴」ということを理解していただくために、3つの「きき方」の違いを紹介します。

▼聞く

日常会話や生活の中で行われている聞き方です。音声などが自然と耳に入る感じで、聞き手は受動的に聞きとります。そのため、聞き手の都合の部分のみを受け取ることもあります。聞き手の知覚で相手を理解するので、思い込みとなる場合もあります。

▼訊く

尋ねる、訊問するという意味で、日時、方法、事実などについて、確認を行うために訊くことです。カウンセラーがクライエントに導入的に経緯を聞いたり、背景を理解するためのインテーク＊の場などで使われます。一方、クライエントは受動的に応える姿勢になるので、これを多用してしまうとクライエントとのQ＆Aに終始してしまいがちです。クライエントを追い詰めたりすることもあるので注意が必要です。

▼聴く

相手を理解しようとして、心をこめて、相手に関心を持って聴く聴き方です。積極的な姿勢で相手を理解しながら聴きます。クライエントが実際に話している内容だけでなく、そのことを話している気持ちを受け止めながら聴いていきます。カウンセリング中に、カウンセラーがクライエントの話を聴く場合に使われ、相手を内面から理解するためには欠かせない技法です。

◆傾聴技法の一例

クライエントは、言葉を使って相談内容を伝えようとしたり、言葉以外の表情やしぐさでさまざ

＊インテーク　クライエント（相談者）に対して最初に行われる面接のこと。クライエントに、カウンセリングの趣旨を明確に説明し、カウンセラーはクライエントが抱える問題の内容を把握し、カウンセリングの実行が可能か否かを判断する。また、氏名・生年月日・病歴・家族構成など、カウンセリングに必要な情報の収集も行う。

まなメッセージを伝えようとします。言語での伝達と非言語での伝達です。それと同様に、クライエント自身も、カウンセラーが話す言葉以外の表情やしぐさからさまざまな感情を受け取ります。そのため、傾聴を行う時は、カウンセラーは自然でゆったりした身振りや温かい接し方を心がける必要があります。

傾聴技法にはさまざまな手法があります。ここでは、そのなかでも基本的なものをいくつか紹介します。

▼うなずき、相づち

クライエントの話をきちんと聴いていることを積極的に伝えるために、しっかりうなずくようにします。それに加え「ええ」「はい」「そうなのですね」などの相槌《あいづち》をうちます。自然に機械的にならないように注意します。クライエントがカウンセラーに話をきちんと受け止めてもらえたという感覚を持ってもらうことが大切で、クライエントのペースに合わせていくことも必要です。

▼アイコンタクト

自然に優しくクライエントの目を見て話を聴きます。仰視したりすると、圧迫感を与えてしまうこともあります。ずっと見続けていなくても問題ありません。その時のクライエントとの関係性に応じて、適宜目を合わせるようにしましょう。

◆オフィスの中の傾聴　応答の際の五つのパターン

私が行っている管理職向けの研修の中で、「応答の態度」を検討していただく時間をとるようにしています。この態度一つで、部下との人間関係の構築に大きな差が出てくるからです。ここでは、その一例をあげて、応答のパートをご紹介しましょう。

もしあなたの部下から「最近、仕事でミスばかりしてしまって、このままこの仕事を続けていけるか不安です」という申し出を受けたら、どのように答えますか?

まず、第一声にどんな声掛けをするかを考えてみて下さい。

①「なぜ続けられないの?」「どんなところが不安なの?」「いつから不安なの?」

②「そんなふうに考えたらダメだよ。大変なのは、君だけじゃないよ」
③「人間関係で何かあったか？」
④「このところ忙しかったし、ミスが重なるとそんな気持ちにもなるよね」
⑤「仕事を続けていけないのではないかと、不安を感じているんだね」

さて、あなたなら①～⑤の内どれに近い対応をするでしょうか？　日常会話としてはどれも成り立ちますが、部下の気持ちを受け止めている対応はどれでしょうか。注意するべき対応のポイントは、部下が何を求めて、相談をしてきたのかを考えることです。

まず①の対応は不安になった原因や時期を聞いているので、「調査的態度」での応答と呼ばれます。原因を理解して何とか解決してあげたいという気持ちからの発言ですが、部下の気持ちには触れていません。部下は、解決策を求めていないことも多いので注意が必要です。

②の対応は「評価的態度」と呼ばれます。一方的に良い悪いの判断を下し、相手を評価する、上から目線の対応です。励ましているつもりでも、相手の気持ちを無視した対応になってしまいます。

③は「解釈的態度」といいます。推測で相手の問題を決めつけてしまう危険性があります。「自

分がそうだから、きっと部下もそうだろう」と勝手に判断してしまうなど、聞き手の自分軸からの応答になってしまっています。

④は「支持的態度」といいます。一見優しい応答であり、こんな上司であればよいかと思いがちですが、実は、部下を依存的にしてしまうという危険性が潜んでいます。同感することが気持ちを受け止めることではないのです。

さて、最後の⑤ですが、これは相手の気持ちを受け止める対応であり、「理解的態度」と言います。不安な気持ちをそのまま受け止める応答の仕方で、「繰り返し技法」とも呼ばれます。この部下は、最近ミスを多発してしまうという事実を話した後、不安を感じていることを伝えています。上司はその気持ちの部分を伝え返せばよいのです。まず、最初の応答は気持ちの部分を繰り返します。相手がどんな話をしてきているのかではなく、どんな気持ちで相談にきているのかということを感じ取って行きます。

実は、この「理解的態度」の応答である「繰り返し」は、傾聴の重要な技法の一つでもあるのです。単純ですが、ふだん私たちは、そのままを受け取ることに慣れておらず、言い換えをすることの方が多いので、実際にやってみるとなかなか難しいところがあります。

この⑤の「理解的態度」が、カウンセリングにおいての傾聴技法と重なるところです。カウンセラーもカウンセリング中にクライエントが表現した気持ちを、カウンセラーはそのまま繰り返します。たとえば、クライエントが「最近なんだかわからないけれど不安なんです」ということに対して、カウンセラーは「なんだかわからない不安を感じている」のように繰り返す形になります。気持ちを受け止める方法とは、「理解的態度」、つまり、「気持ちや事実を受け止めて返す」ことで示すことができます。

また、④の「支持的態度」もカウンセ

萌ちゃん先生の

コラム⑦

人の話はほとんど聞いていない

人の話を聞くとき、きちんと聞いているつもりでも、相手の話は 50% も聞いていないと言われています。なぜこのようなことが起こるかというと、人の話を聞きながら、意識が自分に向いてしまうからなのです。どうして自分に意識が向いてしまうのかというと、聞いている相手の話をきっかけに、自分自身の体験を通じての記憶や思いが蘇ってくるからなのです。たとえば、「上司に、こんな酷いことを言われてとても傷ついている」とクライエントが相談してきたとします。カウンセラーが同様の経験を過去にしていたりすると、自ラーとクライエントの関係性がきちんと構築された後、クライエントの思いや方向がはっきり定まった折などに、背中をちょっと押すといった意味合いで励ましの対応として使うと効果的なこともあります。

これらの態度は、日常の会話の中でも効果を発揮しますので、少しずつ学び、実践していくことをお勧めします。

◆傾聴の効果って何？

傾聴の最終的なねらいは、クライエント自身が、自らの気持ちに向き合い、自らの問題として取り組み、自己変容や自

分自身がその当時に嫌な気持ちであったことが思いだされます。クライエントの苦しみではなく、自分自身に意識が向いてしまっているのです。「きっとこんな気持ちなんだろうな」などと分かったつもりになってしまう危険性もあります。さらに、クライエントにどのような応答をしようかと考えると、また意識は自分に向いていきます。

クライエントの話を聞きながら、自分がその時に体験した記憶が蘇り、自分の過去の思いや記憶に意識の一部がいってしまう、また、自らの応答の方法などを考えていると、クライエントの話をきちんと聞く事が難しくなってしまうのです。そうならないために、カウンセラーは、ただクライエントの話を「聞く」のではなく、「聴く」という技術が必要になります。

己成長できるようにサポートをすることです。傾聴することで、カウンセラーはクライエントの話をしっかり聴く一方、クライエント自身も自分の悩みや辛さをしっかりと受け止めることができるようになっていきます。カウンセラーに共感を伴って話を聞いてもらうことで、クライエント自身の自己理解が深まります。

カウンセラーが鏡のように応答してくれるので、クライエントは自分の悩みを客観的に捉えられるようになるのです。客観的に問題を見ることができるようになると、次第に〝現状〟や〝自己〟を受け入れることに繋がっていきます。そして、自己受容が進めば、自分自身で問題解決へと行動を移せるようになっていくのです。

◆傾聴スキルは積み重ねた訓練が必要

傾聴スキルは習得が難しく継続的な研鑽が必要です。「傾聴とは単に相手の話を聞きながらうなずくこと」とか「相手の言ったことをそっくり繰り返すこと」だというふうに誤った考えをもった人も少なくありません。しかし、それだけでは傾聴を理解したことにはなりません。「うなずき」や「繰り返し」の技法の一つをとっても、とても奥が深く、「傾聴ならすでにできる」と簡単に言えるものではありません。数年前までは、「傾聴はできているので、もっとレベルの上のことを教えてください」という要望が多くありました。ところが最近は、「もう一度傾聴の研修を行ってください」という声の方が多くなっています。傾聴の重要性が広く認識され、学べる機会が増えるにつれて、やはり容易には習得できるスキルではないことに気がつく人の数も多くなってきているようです。実際に、学んだ経験はあっても現場で使える程度のスキルがある人はとても少ないのが現状です。産業カウンセラーの養成講座でも傾聴の実習の時間は100時間以上に及びますが、それだけでは十分ではなく、資格を取得した後も、継続した学びが必要になります。

◆質問の方法　クローズドクエッションとオープンクエッション

(Closed　question/Open　question)

質問の方法には大きく分けて2パターンあります。まず一つは、閉ざされた質問 Closed question です。

「昨日は眠れましたか?」

「疲れていますか?」

このような質問のことです。答えが「はい」か「いいえ」や簡単な言葉で終わってしまうようなものです。初対面の相手との関係性がまだ構築されていない場合にしやすい質問の形態です。ただ、この質問ばかりを続けてしまうと会話が閉塞に向かい、相手を追い詰めてしまうきっかけにもなります。クローズドクエッションを使わない方がいいということではありませんが、関係性を深めていくには最適とは言えません。

相手との関係性を深めて行くには、開かれた質問 Open question を取り入れていきます。「最近の食欲はいかがですか?」「新しい職場はいかがですか?」というような質問形態です。答えが「はい」「いいえ」ではなく、回答内容は自由になります。たとえば、「食欲はあまりないですが、なるべく食べるようにしています」「同僚の方が良くしてくれるので少しずつ慣れてきました」など答えのパターンが広がります。オープンクエッションは相手に選択肢や主導権を与えるため、相手を理解しつつ信頼関係を深めていくには必要な質問の仕方です。

◆カタルシス効果（心の浄化作用）

人は、極度の不安や悩みを抱えて、それが解消されないと心身にさまざまな不調や症状を引き起こすことがあります。カウンセラーが傾聴の技法を用いて、ひたすらにクライエントの気持ちを聴くことにより、心の中にある不安や苦痛、怒り等の感情を言葉にして表現することが可能になり、苦痛が解消されたり、安堵感を得たりすることができます。これをカタルシス効果と呼びます。カタルシス効果とは「心の浄化作用」のことです。心には目に見えるような形はありません。心に感じる不安や辛さは、漠然とした概念です。しかしこの不安や辛さを人に伝えようとする時、「こんなことがあってすごく不安だ」「あんなことを言われてとても辛い」のように自分の気持ちを「言葉」を使って表現します。自分の漠然とした気持ちを言葉で表現したり、伝えたりする作業を通して、自分の気持ちが整理されていきます。言葉を口に出すことによって、自分は何に不安を感じ、何に苦しんでいるのかを意識できるようになるからです。カタルシス効果は、ただ受け止めてもらえるだけでもある程度効果はありますが、クライエントとカウンセラーの間に信頼関係があり、なんでも話ができる状態になってさらに効果を高めます。よって、カウンセラーはクライエントを受け止め、真摯《しんし》に耳を傾け、しっかりと信頼関係を築いていくことが必要です。

第5章
産業カウンセラーになるまでと仕事の場

産業カウンセラーになるまでと仕事の場

産業カウンセラーに関心を持った経緯、年齢、環境等は人によってさまざまです。産業カウンセラーの世界とは、まったく縁遠い商社やIT関連の仕事から転身した人、人事や総務での相談員の経験を生かした人、専業主婦から再就職した人、うつ病や怪我を契機に転職を考えた人、勤務している会社から資格取得を勧められた人など、多種多様にわたっています。ここでは、現在いろいろな分野で活躍されている8名の方の、産業カウンセラーになるまでの道のりと働き方を紹介します。

本業と並行して職場の環境改善にあたっている人、専業で多岐にわたるカウンセラーの業務に従事している人、公共機関や地域で就労支援にあたっている人、自身でメンタルヘルスや人材育成関連の会社を立ち上げた人もいます。産業カウンセラーとして働くなかでの苦労や喜び、目標など、実際の生きた現場の声を知ることで、この仕事の魅力をより具体的に想像できることでしょう。

1　若手社員を助けられる自分になりたい！
岩井直也さん（30代　男性）　人事部＋産業カウンセラー

□若手の社員相談業務で感じた無力感

私が、産業カウンセラー養成講座の受講を決めたのは30歳の時でした。自身のキャリアパス（これからのキャリアの道筋）やエンプロイアビリティ（雇用されるための能力）について、無意識の焦りが、産業カウンセラーの資格を取得しようと思った要因の一つです。

当時の私は、民間企業の人事部門で若手社員の研修や育成を担当していました。日々、若手社員と触れ合う中で、彼らが不安や悩みを抱えている姿を目にしていました。職場の人間関係や仕事のこと、自身のキャリアやプライベートなことなど、悩みはさまざまでした。やがて、休職や退職に追い込まれてしまった社員の面談をすることも増えてきました。しかし、当時の私は、そのような相談や面談の中で語られる切実な思いに対して、どのように対応すれば良いのかまったく分からず悩んでいました。彼らは私を信頼して頼ってきてくれているにもかかわらず、何もできない自分に強い無力感を抱いていました。

そんな時に、私の上司が、自己啓発の目的で産業カウンセラーの資格を取得し、社員の相談に対応していることを知りました。上司の姿を見て、「自分もこうなりたい！　相談に来てくれる若手社員に真摯《しんし》に対応できる理論や技術を身に着けたい！」と強く思い、養成講座の申し込みをすることにしました。ところが、養成講座の受講が始まる4月は新入社員研修の時期と重なるため、年間で一番多忙な時期となります。約一カ月、泊り込みでの研修となるため、仕事と講座の両立ができるか心配でした。しかし、受講日

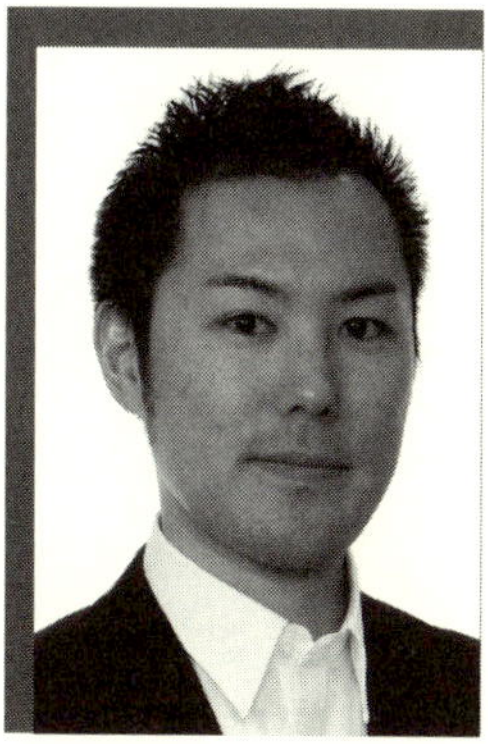

程等の案内の文書が届くと、そんな心配よりも「やるぞ！」と、モチベーションが一気に高まりました。

□仲間と励ましあって取り組んだ勉強

２００９年４月から、産業カウンセラーの養成講座に通い始めました。講座には「理論」と「実技」があります。約半年の受講の中で、「実技」に関しては12～13名で構成されたグループで学習しました。講師が２名付き、「傾聴の基本」を何度も反復練習しました。初めての実技の学習では、初対面のグループの方とひたすら傾聴する訓練をしました。集中しすぎて頭痛になったことを覚えています。「理論」は大教室で講義形式での学習でした。前日に遅くまで仕事をしていた時は、寝てしまいそうになることもありましたが、ペアワークやグループ討議の時間があったり、個性的な講師の方がいたりと楽しく学べました。

講座受講後は、グループのみんなと自主的に勉強会を開き、受験に備えました。メンバーには社労士や看護師の方もいて、得意分野を教えあって理解を深めました。時々懇親会などを行い、励ましあいながら勉強を進めていきました。２０１０年の１月に試験があり、無事に合格することができました。喜びや安堵と共に、支えてくれたメンバーへの感謝の気持ちでいっぱいでした。そして、ようやく、若手社員の相談に少しは応えることができるかなという気持ちと、スタートラインに立ったという思いを抱きました。

□産業カウンセラーを目指す過程は、人格を高める過程

私はもともと人のためになりたいという想いで産業カウンセラーを学び始めましたが、取得後に感じたのは、学習の過程は自分の人格を高める過程であったという想いです。傾聴の訓練などの実技に真剣に取

り組んだ半年間、その過程を通して、私自身の悩みを仲間にも傾聴してもらい、カタルシス効果や自己理解、自己洞察から変容に至る過程を自ら体験しました。また、私自身もメンバーの話を傾聴し、受容と共感的理解を学びました。結果的には、机上の空論でなく、「自分はこういう人間だという自己一致*」「こんな自分でもいいんだという自己肯定感」「そんなあなたでいいんだという無条件の肯定的尊重*」を体感し、人間尊重を理解できたと感じています。このような人間尊重がベースにないと、カウンセリングは成立しません。コーチングやアサーションといったコミュニケーションスキルが一般化した昨今ですが、最も根源的な人間尊重の姿勢があってこそ成り立つものです。（＊の用語解説は第4章を参照）

産業カウンセラー養成講座の学習は、自分という人間を棚卸しし、再構築する作業と言っても過言ではありません。そして自分も含めた他者を尊重する姿勢と、クライエントに向かう技術を学びます。私の人生において資格取得はとても有意義なものでした。

しかし、資格を取得して私が感じたことは、「今の自分はカウンセリングのスタート地点に立ったに過ぎない。もっともっと勉強しなくては人様のカウンセリングはできない」との想いでした。

活躍の場　企業内のメンタルヘルス関連業務と社員面談業務

□二次予防・三次予防、そして一次予防にも貢献したい

若手社員の悩みに対応したいとの思いで産業カウンセラーを取得してからは、メンタルヘルス関係の業

務も任されるようになりました。

現在は特に「メンタルヘルス対策への援助」を中心に仕事をしています。うつ病や適応障害などのメンタル不調により休職に至る社員の対応です。本人または部署からメンタル不調の情報が入ると、速やかに面談を実施し、心身の状態のヒアリングや、心療内科への受診を促します。休職に至る場合には、社内制度に基づく提出書類の案内や休職期間の告知、今後の連絡手段などの説明を行います。復職の見通しが立つ時期には、復職前の面談を行い、当該社員の状態や復職における希望、安全衛生上の配慮事項などを確認します。最終的には、産業医や復職先部署との調整を経て復職に導き、その後のフォロー面談（産業医・部署・人事部門）などの調整までコーディネートしています。

この一連の仕事の流れは、いわゆるメンタルヘルスケア（32ページ参照）の二次予防・三次予防（47、48ページ参照）にあたります。この業務はただマニュアルに沿って行う事務作業ではなく、「傾聴」無くしてはうまくいかないという実感を持っています。休職者は、職場やプライベートに関し不安・怒り・戸惑いなどさまざまな感情を抱いています。その人なりの気持ちをしっかりと傾聴すること、その人の上司の話も傾聴することで、各人のカタルシス効果（145ページ参照）や自己理解に繋がり、その後の復職などの前向きな方向に展開していきます。事務的な対応では、人間関係・職場環境・家庭環境・その人の個性等を把握することは難しいのです。

その他、メンタルヘルスに関する体制整備として、厚生労働省が掲げる「4つのケア」に根差した施策を企画・実施しています。ＥＡＰ（Employee Assistance Program: 従業員支援プログラム）業者と契約し外部の相談窓口を開設したり、そのサービスを告知するチラシや社員向け啓発新聞を発行しています。また、管理職向けに研修を実施したり、復職支援プログラムの作成・整備も行います。最近は、一次予防を強化したいとの思いから、「快適職場促進月間」のような取組みも社内に提案しています。

□面談を通してプラスの方向に向かうことがやりがい

やりがいを感じるのは、メンタル不調により休職をした社員が復職できた時です。メンタル不調を訴える社員の原因はさまざまですが、「自分は能力の無い人間だ」と自信を喪失していたり、「この先自分は仕事に復帰できるのだろうか」といった不安を抱えています。面談では、そのような気持ちを傾聴（し、対話しながら自己肯定感を回復します。休職制度などの情報提供を踏まえ自己のキャリアを再構築もします。もちろん、傾聴をした上で、会社制度としてできることとできないことはしっかり説明します。そして、その社員の言動などに問題があれば人事担当者として助言・指導を行います。そのようなプロセスを経て、対象者が納得できる形で復職できるようになると、とてもうれしく思います。

□カウンセラーの立場と社内担当者の立場の狭間で苦悩

「メンタルヘルス推進担当者」「人事担当者」として「面談・相談」を行っています。そのため、休職者面談では、カウンセリングの技法を駆使して傾聴をする一方、会社の担当者として休職・復職制度の説明や復職条件の交渉や、関連部署との情報共有を行っています。しかし、相談する方にとっては、私が「会社側の人間」と映ってしまい、信頼関係の構築に時間がかかったり、本心や真実を話して下さらないことがあります。面談時には、話した内容についての情報公開範囲は相手とすり合わせを行い、相手が公開を望まない情報は公開しないよう配慮もしています。それでも警戒心が解けないことがあります。相談の中には、職場の問題点を指摘し改善や自身の異動を希望しつつ、相談があった事実は秘密にして欲しい、といったケースもあります。

このように、半分はカウンセラーとして、もう半分は会社の担当者として対応していると、自分の立場が中途半端に思えたり、相手にそう受け取られたりすることに苦脳することもあります。とはいえ、この問題の本質は、私自身のカウンセリング能力の未熟さのせいだと思います。

□社会、職場、社員、家族がＷｉｎ-Ｗｉｎ（ウィンウィン）な関係を求めて

常に、職場の中に入り込み能動的に職場環境の改善・維持を推進していくような産業カウンセラーをめざしています。人間関係も含めた「職場」の環境がもう少し良かったら、休職や退職に至らなかったのに、と思うことがよくあります。職場にはいろんな人間がいて、いろんな価値観があります。少しの誤解やずれが、いずれ重大な亀裂となって現れてからの対応では遅いのだと日々感じます。明るく元気で健康的な職場作りこそが、産業カウンセラーの使命だと考えています。

付け加えることは、カウンセラーとして相談者が広く職業人生を考え、納得した上で自ら最良の選択ができるよう支援する存在でありたいです。そしてその際には、相談者だけの利益でなく、上司や職場、企業、

家族など複数の利害関係を含めそれぞれがＷｉｎ-Ｗｉｎ（ウィンウィン）の関係となること、およびそのウィンウィンが中長期的な視野で図られるよう努めたいと考えます。相談者を尊重しつつも上司や職場が不利益を被ってはいけないし、相談者の決断が、先の見通しを踏まえたうえでの決断でなければいけないと思います。それぞれの関係者のバランスに配慮しながら相談者の支援を行い、一方で職場そのものも良くしていく。そんな姿が私の理想です。

2　就職・転職支援のスキルを高めたい

矢部玲子さん（40代　女性）パソコンインストラクター→産業カウンセラー

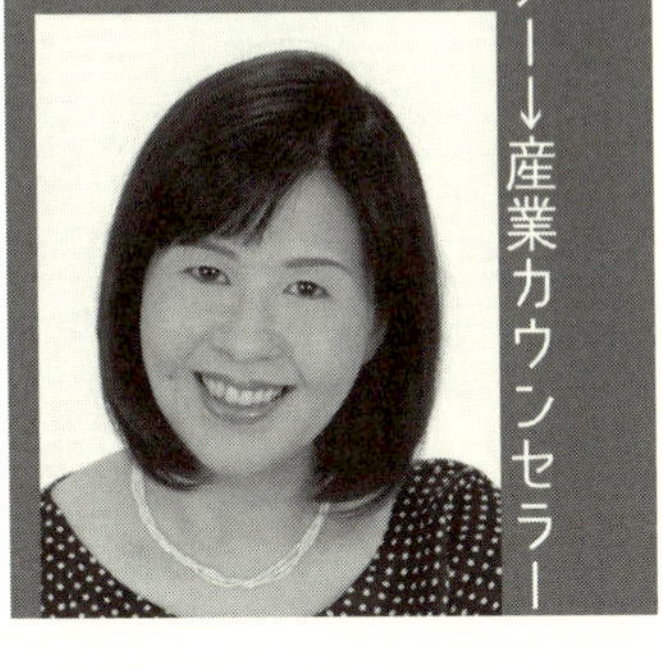

□自分に足りない傾聴スキルを身につけたい

産業カウンセラーになる以前、私はパソコンスクールのインストラクターをしていました。仕事を始めた当初は、パソコンのスキルを教えるだけでよいと考えていました。しかし、実際にスクールに通ってくる受講生の中には就職や転職を希望している方が多く、パソコンのスキルを教えるだけでなく、就職や転職のサポートもしたいと思うようになりました。

いざ就職活動を支援してみると、自信をもってサポートすることが難しいと感じました。なぜなら、就職や転職を希望している方は、不安や心配を抱えていたので、しっかりと悩みを聴き、その気持ちを受けとめることが必要でした。しかし私には相手の話をよく聴く、「傾聴」ができなかったからです。

そこで、実際にカウンセラーをしている先輩に相談したところ、傾聴スキルを身につけるには産業カウンセラーの勉強をしてみるといいと教えていただき、横浜で受講をスタートしました。

講座ではさまざまなことを学びました。以前の私は、就職相談で悩みを聴いても、「なんでそう思うのかな？　私ならこうするのに」と、自分中心の考え方しかできませんでした。しかしカウンセリング実習の中で、今、目の前にいる人が、何を考え、どう感じているのかを繰り返し体験していくうちに、少しずつ理解できるようになり、知人からは、「親身になって聴いてくれる」と言ってもらえるようになりました。

□人との良好な接し方や距離感がわかるようになる

講座では「カウンセラーは自分を受け入れて、自分を大切にし、自分を好きにならなければ、他者を理解することはできない」ということを学び、自分自身を理解することに繋がりました。受講生同士、お互いに今の自分のことを話して、受けとめてもらうことで、自分自身と向き合い、自己探索することで、素直に自分を見ることができるようになりました。

産業カウンセラーの講座では、傾聴スキルのほかに、メンタルヘルスなど、カウンセラーとしての幅広い知識を得ることができました。またカウンセラーとして技法や知識を学ぶことはもちろんですが、クライエントとして話を聴いてもらう体験を通して、自分自身さまざまな感情を味わうことができました。

資格取得の目的は「仕事で活かしたい」「カウンセラーとして活躍したい」「誰かの支援をしたい」など

人それぞれだと思います。しかしそれ以上に得られるものは、自分自身が人との良好な接し方や距離感がわかるようになり、コミュニケーションがスムーズになったということです。自分が「成長したな」と感じることができ、きっとこれは何事にも代え難い財産になると思います。

活躍の場　教育機関：大学内でのキャリア開発の援助

□「内定しました！」の言葉は幸せのお裾《すそ》分け

現在は、大学のキャリアセンターで、学生の皆さんの進路決定をサポートするためのさまざまな業務を行っています。具体的には、個別に就職活動中の学生達の悩みを聴いたり、応募書類等の添削や面接練習などです。学生の悩みは一人ひとり違います。そのためカウンセリングにはマニュアルはありません。その人なりの個性や悩みに合わせて一緒に最善の道を考えていくようにしています。また、その他に就職活動に関するセミナーの開催、少人数のワークショップなどを実施しています。セミナーの内容も学生の弱いところや特徴を把握し、強化したい点を中心にカリキュラムを組み立てて提供するようにしています。

就職活動のサポートだけでなく、大学院や専門学校への進学の相談、内定者の社会人基礎力を身につけるためのセミナーも担当しています。学生の就職活動の支援をして何より嬉しいことは、やはり「内定しました」という報告を聞いたときです。「幸せのお裾分けをしてもらった」という気持ちになります。大学生は、それまでの「学生」といういわば守られた立場から、初めて自立に向けて社会という荒波に向かっていきます。その人生において大切な時期に支援ができるということは、その人の「未来」につながることですので、日々責任ややりがいを感じています。個別相談の回数を重ねていくと、学生が明らかに「変わった」と感じる時があります。行動だけでなく、考え方や顔つきまでしっかりしてきます。そうした姿を目の当たりにすると、「やっていてよかった」と思えます。就職活動は「自分と向き合い、将来を意識し、今何をすべきかを考え、実際に行動する」ことです。カウンセラー主導でなく、学生が主体的に取り組んでいけるようサポートしていきます。時には子どもの頃や家族の話なども聴かせていただくこともあります。そうした話の中から自己分析や気づきにつながっていくこともあります。雑談の中にもその人の考え方や価値観がわかる時もあるので、日々の面談ではいつも真剣に向き合っています。

□「踏み込むべき領域」を見極める難しさ

就職活動をしている学生は、うまくいかないことが続いてしまうと、モチベーションが下がり、活動自体を諦めてしまいます。そんな時こそ相談に来てほしいのですが、それまで通ってくれていたのに、来なくなってしまう学生もいます。無理矢理引っ張って来るわけにもいかず、待つしかない場合もあります。

産業カウンセラーとしての支援の範囲を超えてしまう学生もいます。メンタル不全が見られた場合は、まず寄り添い、傾聴します。そして職員の方と相談し、大学内の健康管理センターにリファー（相談に訪れたクライエントを他の適切な専門家に繋げたり、紹介したりすること）します。どの段階でリファーするかタイミングを見極めることは、とても大変なことだと感じています。

□積極的な働きかけで相談者が倍増

これからの産業カウンセラーは「相談室を構えて、クライエントが来るのを待っている」ということではダメだと思います。積極的にこちらから動いて手を伸ばし、支援活動につなげていくことが必要だと考えています。私も現在の大学に勤務し、相談業務を始めた頃は、相談件数が1カ月で40人～50人程度でした。学生の中には、キャリア相談室はどんなところなのか、どんなカウンセラーがいるのかわかっていない人が多く、部屋に入りにくく感じているありさまでした。そこで、各学科の研究室を訪問し、教授と未内定の学生と会い、私の顔を憶えてもらう出張相談を実施しました。そこから個別相談に来てもらうようにＰＲし、今では月に一〇〇人の相談を受けるようになりました。

□就職の先を見据えるサポートを目指して

産業カウンセラーとして、「相談者と同じ目線に立って、一緒に考えていける存在でありたい」と考えています。そして「専門家として相談者から頼りにされたい」「話を聴いてもらってよかった」と思ってもらえるカウンセラーでいたい。大学というフィールドで、学生の支援に携わっていますので、このフィールドに特化したカウンセラーとして今後も活躍していきたいと考えています。若者や大学生の良き相談者になれるよう自己研鑽を重ねていきたいと思います。

3　個人の問題を社会全体のものとして捉える

岩松正史さん（40代　男性）個人のカウンセラー↓企業での産業カウンセラー

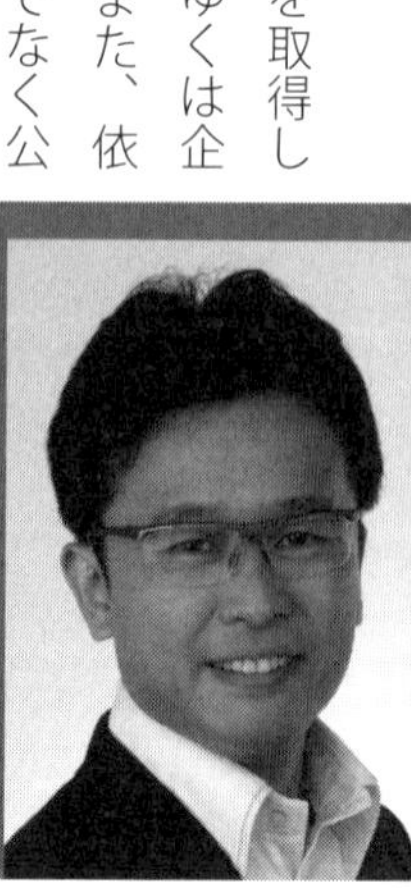

□資格を有することで活動の場が広がった

産業カウンセラーになる以前は、民間のカウンセリング資格を取得して個人のカウンセリングを中心に活動をしていましたが、ゆくゆくは企業でメンタルヘルスに関わる仕事をしたいと考えていました。また、依頼先から資格の有無を訪ねられる機会も増え、民間の資格だけでなく公に伝えられる資格が必要だとも感じていました。平日は会社に勤務しているため、臨床心理士や精神保健福祉士のような資格に専念できるほどの時間はなく、8カ月の受講で受験できる産業カウンセラーを選びました。産業カウンセラーの資格を得て良かったことは、仕事の依頼元に送るプロフィールなどに産業カウンセラーの資格を記載することで、仕事や相談の受注がスムーズになったことです。また私自身、民間の資格だけのときには物足りなさや、確かな自信を持てずにいましたが、産業カウンセラーの資格を持つことでその気持ちは解消されました。仕事の入り口のハードルが下がり、活動できる場や新しい学びや出会いも増えました。クライエントの数も増えたことによって、カウンセリングの場数を踏むことができ、カウンセリングをする際の見立てもしやすくなりました。現場の中で生きた学習ができていると感じ、数年前と比べてみても、カウンセラーとしての力量はあがっていると実感しています。

独学でカウンセラーとして活動していた時との一番の違いは仲間ができたことです。産業カウンセラー以外の専門家の仲間も増えました。臨床心理士、精神保健福祉士、社会福祉士、社会保険労務士、会計士、弁護士、弁理士といった具体的に解決を求められる時に助けになる人とのつながりが深まっています。

□組織全体に目を向ける大切さ

大学も心理系の学部ではなかったので、産業カウンセラーの講座で初めて心理学について体系的に学びました。臨床現場でのカウンセリングについては以前から独学していましたが、心理学やキャリア、労働法などを体系的に学んだことはありませんでした。学習範囲が広い分、講座でテキストから学ぶ内容は、主なポイントと概要だけとなりますが、大枠が理解できたことで、その後、自分自身でさらに必要とする知識を深めていくよいきっかけとなりました。

産業カウンセラーの資格取得後は、企業人から相談や質問をされる機会が増えました。相談案件もメンタルヘルス関連にとどまらず、人材育成やコミュニケーション全般にわたり、仕事の幅が広がっていきました。いまではメンタルヘルスは企業の人材育成の一部として、さらに総合的なカウンセリングの提案をするようになりました。

いままでは、一個人のメンタルケア中心だった興味が、企業と社会全体に目が向くようになりました。「人の集まりはすべて組織。組織はたくさんの人の集まり」と個人と組織を全体的にとらえるようになり、全体を最適化する視点がもてるようになったことで、組織内でメンタルヘルスには直接関係ないように思える改善点も見えてくるようになりました。そうした第三者からの気付きを企業に伝えているうちに、いつしか勤務体制や人事評価、労働環境、顧客満足の実現などの相談も受けるようになりました。経営者自身が支えを求めているケースも多いです。実際、経営者から直接指名を受けて定期的に相談を受けることもあります。産業カウンセラーは従業員から経営者まで幅広い人の受け皿になりえると実感しています。企業や社会への貢献という大きな視点を持ちながら、個人のケアも考えられるようになりました。

活躍の場 地域の公共機関：企業、病院、自治体でのメンタルヘルス研修業務

□さまざまな専門家たちと協働でサポート

最近のおもな仕事は企業、都立病院、自治体職員向けのメンタルヘルスの研修や傾聴の研修です。組織内で定期的にカウンセリングを行うこともあります。直接依頼されることもあれば、カウンセラーや他の専門家たちと協働で、あるいはチームを組んで請け負うこともります。他の専門家たちとの連携は産業カウンセラーになる前にはなかったことです。また産業カウンラーは全国にいるので逆にこちらが地方で仲間を探す際も探しやすく、たいへん助かっています。

保育園や学校、自治体の子育て支援施設の職員さんに向けた傾聴講座を行うこともあります。企業に限らず、あらゆる組織に対してメンタルケアとコミュニケーションのサポートもしています。特に印象深く残っているものの一つに、２０１２年から厚労省と都道府県などが進めている就労支援若者サポートステ

ーション事業（通称サポステ）の新規事業立ち上げメンバーとして手伝ったことです。学校卒業後から39歳までの就労意欲がある人を就労につなげるための事業でした。キャリアカウンセラーもしくは産業カウンセラーの資格が求められ、実際現場でも産業カウンセラーとして学んだことが多く役にたちました。

その他、講師業もしています。講師業に力を入れる理由は、悩みや苦しみを抱えた人のケアはもちろん大切ですが、精神的なエネルギーが落ちにくい人を育てることはもっと大切だと考えるからです。よりよい生き方を実践できる人を増やしたい思いで、記憶法やダイエットの講座を定期的に開催しています。

□クライエントが一歩人生を踏み出した瞬間

「終わりよければ全て良し」という諺がありますが、メンタルヘルスの問題はいつも終わりがすべて良しとは限りません。そんな中でもやりがいを感じるのは、先が見えずに苦しむクライエントが、右往左往しながらも自分が納得できる方向に一歩踏み出す瞬間に立ち会えた時です。また、しばらく連絡がなく気にかけていたクライエントから元気でいると連絡をいただけた時などはホッとして嬉しくなります。

以前、本気で自殺しようとしていた社長から1年半ぶりに「あなたのお陰でいまも生きています」とメールをいただいたときは思わず涙がこぼれました。なかなか解決策を見つけられない状況にあるクライエントと一緒に苦しみを分かちあい、誠実に関わってよい結果が得られた時は最高にやりがいを感じます。

□個人と組織のパイプ役を目指して

私は産業カウンセラーとして個人と組織のパイプ役であり続けたいと思います。ただパイプとしてつなぐだけでなく、いつでも個人にとっても組織にとってもよき相談相手でありたい、企業の味方でも、個人の味方でもなく、両方にとってのよき理解者でいられることが理想です。そのための基本となるものは一対一で支える力を伸ばしていくことです。

産業カウンセラーに限らずときどきカウンセラーと名乗る人の中に、大人数の研修は出来るが、個人のカウンセリングは得意でないという人がいます。私にとって産業カウンセラーに限らず、全てのカウンセリングは個人への対応能力の延長線上です。個人にしっかり関われる技術と知識があるからこそ、大人数に対しても、しっかりとした実りあるケアができると思っています。

4　悩みを話すことで人は救われる

赤間由香さん（50代　女性）営業→産業カウンセラー

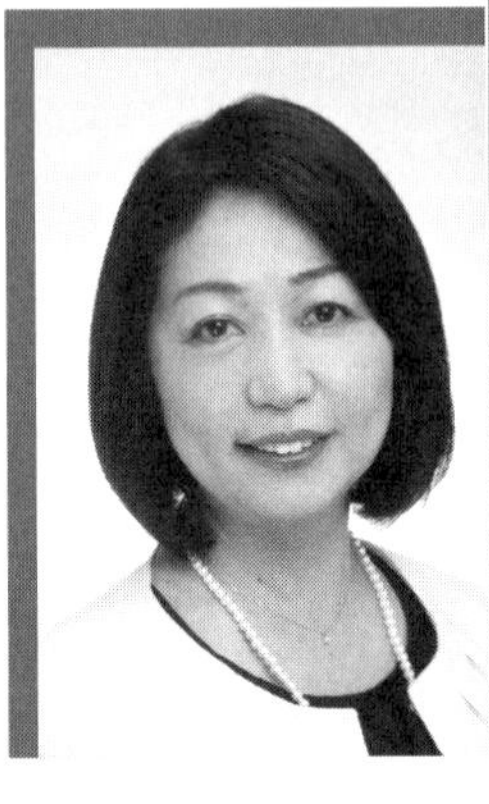

□重なる苦しみの中で出会った仕事

私が、産業カウンセラー養成講座を受講し、資格を取得してから約10年になります。

「仕事で葛藤しながらも、頑張っている女性の力になりたい。そんな女性たちの悩みを聞く仕事がしたい」と本気で思っていたとき、産業カウンセラーという資格に出会いました。

産業カウンセラーになる前の私は、夫との関係で苦しんだ末に離婚をし、貯金も定職もなく、頼れる資格もありませんでした。子供たちと生きていこうと強く決心はしたものの、どのように生活をしていいのかまったく見当つかないという状態でした。いくつかの仕事を掛け持ちしながらたどり着いたのは、食品メーカーの営業の仕事でした。入社してみると、周りにはバリバリの男性営業マンばかりで、それまで専業主婦のような状態だった私にとって、まったく知らない世界でした。何もできない自分が情けなく、極度に落ち込みました。職場の人間関係や仕事のプレッシャーで今まで感じたことのないストレスで潰《つぶ》れそうでした。いまにも折れそうな心をなんとか奮い立たせるために、「頑張れば何とかなる！」「周りは敵！」とばかりに、いつも戦戦恐恐《せんせんきょうきょう》とし毎日を送っていました。

□働く人の役に立ちたい！

そんな限界の状態で仕事をしていたからでしょう。ある日、不注意で交通事故を起こし、追い討ちをかけるように身も心もボロボロになりました。そんな時、会社の上司や近所の友人、そして子供達が「一人で頑張らなくていいんだよ。甘えていいんだよ」と、抜け殻《がら》のようになった私に言ってくれ、みんなが私に真剣に向き合い、私の話をじっくりと聞き続けてくれました。すると、「一人でやってやるんだ！」と肩肘《かたひじ》張っていた私の心がスッと軽くなり、怪我の完治後は、無事に仕事に復帰することができました。

このときの経験を通して、「働く場所には、悩みを話すことで救われる人がいる」と思いました。そして、働く人の話を聞く仕事を求めて、書店で関連書籍を読み漁《あさ》りました。そんな折、「産業カウンセラー」

という仕事の存在を知ったのです。「私がやるべきことはこれだ！　産業カウンセラーになって、働いている人の役に立ちたい！」とこの世界に飛び込むことになりました。

□自分自身を知るきっかけを与えてくれた

産業カウンセラーの資格取得後は、医療介護関係企業の現場、企画運営、総務・人事、の仕事を経験してきました。お客様相談室、従業員メンタルケアなどを担当し、常に心に関わる業務を兼任することで、従業員のメンタルヘルスケア、ＥＳＣＳ（Employee Satisfaction, Customer Satisfaction＝従業員満足度、顧客満足度）の向上、企業の活性化に、勉強したことを活かしてきました。同時に臨床心理士のアシスタントや信頼するカウンセラーの下で勉強を重ね、同じカウンセリングの勉強をする仲間からＥＡＰ（事業場外従業員支援プログラム）の電話相談の仕事をいただきました。しかし、それは、やれるつもりになっている私に、〝できると思い込んでいたできない私〟を知る衝撃的なきっかけとなりました。この業界にプロとして実際に入った時、できない私を知り、私は何をやりたいのか、どんなカウンセラーになりたいのか、誰のためにやるのかということを突き詰めて考えるきっかけとなりました。長く悩んだ末、少しずつ自分が見え始め、はっきりとこの業界でやっていきたいと覚悟した時、今までの仕事を辞めることを決意しました。その後、ハローワークで相談支援員の募集を見つけ、現在の仕事に繋がっています。

活躍の場　公共機関：セクハラ、パワハラ、ストーカー、ＤＶの総合相談

現在は、行政の相談機関で、支援を含む総合的な相談業務と、心理カウンセリングを行っています。総合的な相談業務とは、〝なんでも相談〟であり、セクハラ・パワハラ、ストーカー、DVなどの直接的な問題解決、援助という支援から、近隣トラブル、家族関係の相談、うつや依存症、精神疾患の方の悩み相談、金銭・生活相談、労働労務相談、簡単な法律問題には助言や情報提供をします。キャリア支援、自立に向けた就労支援も行います(産業カウンセラー協会のキャリアコンサルタント資格も保有)。関係機関(医療機関、警察、他の行政機関、NPO等)と連携協力して、相談者の問題の解決にも取り組みます。

産業カウンセラーは、働く人だけに限らず、その家族をはじめ全ての人の人生、生活のすべての課題に取り組むことが必要とされています。現在私はすべての人の「生きづらさを抱える方へ、問題解決のお手伝い」を目的に、継続面談でのカウンセリングを行っています。住民の皆様が、よりよい生活を過ごしていただけるように、全般的な相談を受けています。

□「来てよかった」と言ってもらえるカウンセリングを目指して

クライエントが帰って行かれるとき、来られた時よりも、明るい表情になっていることが何にもまして嬉しく、やっていてよかったと思う瞬間です。クライエントが、どうしてよいか分からず、何も考えられず、辛くて耐えられないという状態の時、一緒に、それを解きほどき、問題が何かをご自身で整理できるように、お手伝いをさせていただく。クライエント自身が納得できる結論が少しでも見えてくると、前に進んでいこうという気持ちになります。「来てよかった」「一人で悩まずに、早く来ればよかった」と言っていただけることが何よりも嬉しいことです。

クライエントが最初のカウンセリングで話した主訴と違う結果になることもあります。見たくない現実を目の当たりにし、認めたくないものを認めざるをえない時もあります。それでも、進んでいこうとするクライエントの姿を見るとき、私自身がクライエントから、生きる力や勇気をいただきます。私自身の課題解決のヒントをいただくことさえもあるのです。これは、この仕事以外で経験できなかったやりがいであり、楽しさです。

□真剣に取り組むからこその辛さ

どんな仕事でも真剣に取り組むということに違いはありません。産業カウンセラーの仕事も人の人生に関わることですから、どのクライエントにも命がけで取り組んでいます。一つ間違えば命にかかわるという危険性がある仕事です。その責任感と覚悟、勇気、謙虚さ、常に新しい情報収集と知識を得ることに対する貪欲さは、当然、相談やカウンセリングという仕事をするうえで、欠かせないものだと思います。しかし、私たちカウンセラーも人間ですから、疲れますし、攻撃されると辛く、怒りがこみ上げてくることもあります。そんな時は、心から話せる仲間や、先輩が何よりも大切な存在となります。自分自身がカウンセリングを受けたり、仲間で分かち合ったり、スーパーバイズ（さらに上級の専門的なスキルや知識のある人にアドバイスを求めること）を受けるなどの、自身の心のケアが必要だと感じています。

5　うつ病の経験を乗り越えて（村田真一さん　50代　男性）

商社↓産業カウンセラー

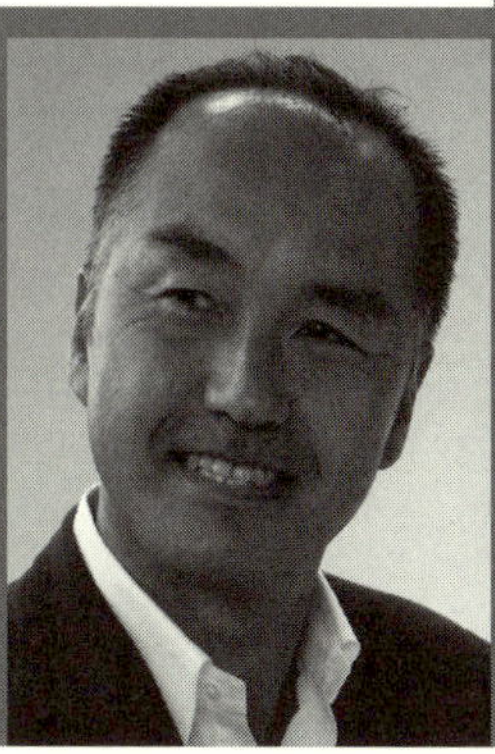

□29年間働いた商社から産業カウンセラーへの道

「そうだね。まずは『産業カウンセラー』の資格を取ったらいいと思うよ」

29年間勤めた総合商社を辞めて、カウンセリングをこれからの仕事にしていきたいと話す自分に、先輩からのアドバイスの言葉でした。その時の様子は今でもはっきりと目に浮かびます。

私は大学を卒業後、海外で働くことを希望していたため商社に就職しました。二度の海外勤務を経験するなど、順調なビジネスマン生活を送っていました。そんな自分が「うつ病」にかかったのです。50歳になる直前、海外から本店営業本部の中枢部署の責任者として帰任しました。着任してから半年ほど過ぎたころから、体調が悪くなり始めてしまったのです。今思うと「自己不一致」状態が起こっていたのでしょう。自分にとっての理想の組織、商社としてのあり方と現実の大きなギャップです。

「うつ病」のことはある程度知っていたので、心療内科で診察を受け、薬を処方してもらいました。半年ほどしても、状態がよくならず、これではかえって迷惑をかけてしまうと思い、休職を願い出ました。企画していた組織改革という大事を直前にしての休職。それは今思い出してもとても辛いものでした。そのあとは、復職と休職を繰り返し、入院も2度しました。病院で出会った同じ病気で苦しむ人々との出逢いなどを通して、29年間働いた商社を退職し、カウンセリングを自分の新しい仕事にするという決心をしました。うつ病を発症して1年半が過ぎていましたが、この決心をしてからは、徐々に体調が良くなっていきました。思考が巡り、やりたいことが浮かび、計画を立て行動できるようになりました。心身の状態が日増しに良くなっていき、まさに霧が晴れていく感じでした。

□53歳の決意、学びの2年間

カウンセリングだけで生計を立てるのは難しいことを知っていたので、退職後の不安はありました。それでもやりたいという気持ちが、日増しに強くなっていきました。ちょうど53歳になったときです。商社を退職し1年後、2009年4月に産業カウンセラー養成講座に入学しました。3月末に退職したため、その年の養成講座は締め切られており、実際に通学コースに通ったのは1年後の春からでした。その間に民間のカウンセリングスクールなどに通いました。どれも有意義だったと思います。しかし、そうした多くの学びの土台になっているのは、「産業カウンセラー」講座です。元「企業戦士」だったので、産業に関わるカウンセラーになじみを覚えたこともあります。しかし、一番良かったことは、後々の仕事につながる「メンタルヘルス」、「キャリア開発」、そして「職場の人間関係構築」という3つのテーマをもとに、カウンセリングを学べたことです。「傾聴」に関する実習を何度も受け、今日の仕事につながる実践的な基礎を体得することができたと思います。4月から10月まで毎週木曜日に学びました。実習講座は14名の受講生に2人の指導者の先生。クラスメイトは、男性4名、女性10名。平日クラスだったせいか、男性陣はみな脱サラ経験者で、女性は主婦や母親をしながら、公共機関や社労士事務所、民間企業で働く人たちでした。講座修了の翌年1月に筆記試験があり、14人全員同じ会場で受験しました。受験後、とにかく終わったことをお祝いしようと、試験会場近くのカフェで「慰労会」をしたのがつい先日のような気がします。

また、実技試験が1週間後にありました。私自身は試験免除になっていましたが、受験するクラスメイトのため、みんなでロールプレイ練習を行いました。2カ月後の3月末に合格通知を受け取りました。サラリーマンを辞めてちょうど2年経ったときです。認定書を手に、新たな社会人生活が始まるような気がしました。なお、実習講座のクラスメイトとはその後、2年間自主勉強会を続けました。また、3人のクラスメイトと就労支援の仕事を現在一緒に行っています。

産業カウンセラーになる前、商社を退職するとき、妻には、辞めてからの2年間は「学びの期間」にすることについて理解してもらいました。「学びの期間」終了後の3年目からは、カウンセリングや心理学に関する仕事であればどんなことでもやろうと思いました。仕事の話があれば、「任せてください」と即答するように心がけました。場数を踏んで、改良、改善していくという気持ちで、仕事に臨みました。

活躍の場 地域若者ステーションでの就労支援／メンタルヘルスの企業研修や大学での講師

□異なる四つのフィールドで活躍する

現在はメンタルヘルス、キャリアカウンセリングを中心に大きく4分野の仕事をしています。

一つ目のもっともメインとなる仕事は、「地域若者サポートステーション」（サポステ）での相談員、学校連携、そしてマネジメントです。サポステは、〝ニート〟（NEET = Not in Education, Employment or Training）と呼ばれる若年無業者たちへの就労支援事業です。個別面談をベースに、コミュニケーション力向上、自己発見、ビジネス・マナーや就活セミナー（書類・面接対策）などのワークショップを織り交ぜながら、利用者である若者たち（15～39歳）の就労支援、社会への第一歩をあと押ししています。

二つ目は、大学においての非常勤講師です。「キャリア能力」というテーマで春期・秋期各15回の授業を行い、今年で3年目にはいりました。3年生を対象に、少人数クラスの実習を中心にした授業です。カウンセリング的なフォローアップも行っています。

三つ目は、やはりキャリア関係なのですが、標準レベルキャリア・コンサルタントの養成講座講師の仕事です。一般の方が対象ですが、自衛隊に出向いての特別講習を行うこともあります。

四つ目は、「メンタルヘルスケア」に関する企業研修の講師です。「メンタルヘルス」に関する基本的な研修から、「セルフケア」（自分の心身のメンテナンスを行い予防すること）、「ラインによるケア」（管理監督者が部下に対して個別に行う指導・相談など、職場環境の改善に取り組むこと）など受講対象者によってプログラムを変えます。中小企業の中間管理職向けが多いです。また、メンタルヘルス不調になった社員のカウンセリングも行っています。

□大切なことは相手に対する観察力、そして自らの柔軟性、対応力

カウンセリングやセミナー講師をしていて、自分自身が〝辛い〟と感じることは特にありません。

もちろん、仕事そのものは楽ではなく、大変なこともたくさんあります。カウンセリングや相談支援の場合、その場の空気は毎回変わります。ラポール（カウンセリングにおけるカウンセラーとクライエントの信頼関係のこと）が築けたクライエントや受講生に向き合うときは少し楽になります。一方で、初めての面談や初回のクラスには特に神経を使います。相手の気持ちや状況も日々変わります。受けて良かったと思ってもらえるカウンセリングやセミナー、ワークショップを行っていくには、相手に対する観察力や柔軟性、臨機応変な対応力などが必要になります。また、セミナーや養成講座の場合、資料作りなどの準備にかなりの時間をかけます。仕事は大変ですが、そのような作業を通して、自分も変わっていく、自分も成長していると実感します。〝大変〟ではあるけれど、〝辛く〟はないと思うのはそのせいかもしれません。

□みんな違うから人間って面白い

いつの時代も同じかもしれませんが、「いろいろなタイプの産業カウンセラー」が必要だと思います。人間は一人ひとり違うし、同じになる必要はなく、また、なることなどできないからです。

「みんな違うから人間って面白い」と感じます。

今、産業カウンセラーに求められることはたくさんあると感じています。例えば、「企業に働きかけができる人」「企業組織・文化を理解し、その中で多くの専門家と協業ができる人」また「地域社会に溶け込み、その中で悩みや不安を抱える人たちの支援ができる人」などです。こうした課題への対応は、一人ひとりの産業カウンセラーが歩んできたキャリアや置かれている状況、そして、本人がこれからどうありたいかなどによって異なってくると思います。それぞれの分野で、プロフェッショナルになるために、地道な研鑽や経験を積んでいます。そうした産業カウンセラーたちが、一つの集団、組織として大きな力を発揮できれば良いと思います。産業カウンセラーが正しく理解され、正しく評価されるためには、一人ひとりの実力向上に加え、産業カウンセラーたちを組織化することができる人が、これから必要だと思います。

私は、「普通のことを普通に考え、普通に実行できる」産業カウンセラーになりたいと思います。と同時に、「世の中の既成概念や価値観に囚われることなく、多様な人びと・組織に働きかけのできる産業カウンセラー」でありたいです。その原点はやはり「人間って面白い」ということです。現実の世界はドロドロしたことや醜いこと、理不尽なことがたくさんあります。しかし、自分を含め、そうした多様な人びとに関わることが「面白い」と感じます。そして、「面白い」と感じるためには、周りの人びとや状況に対する観察力や洞察力を磨くことが大切だと思います。自分自身と周りを冷静に見つめながら、熱い気持ちを持って、成長していく、そんな産業カウンセラーでありたいと思います。

6 働く人の声を反映させて暮らしやすい街を目指す

（平山喜代美さん　50代　女性）　市議会議員→産業カウンセラー

□自分以外の人の人生に関心を持つ

2006年に「議員になって、一緒に暮らしやすい街を市民目線でつくりましょう」と知人に誘われて、地域政党に参加したのがきっかけで、自分以外の人の生活に関心を持つようになりました。

その頃の私は、子どもが高校を卒業し、子育てが一段落という時期でしたので、週に何日かは派遣やアルバイトで事務の仕事をするという働き方をしていました。そこで出会った人たちのさまざまな話を聞き、正社員や非正規の若者の働き方、企業の働かせ方が気になっていました。企業が一から人を育てることに時間をかけていなかったり、一人の社員に過剰な量と質の仕事を求めすぎていると感じたのです。現場の声や様子を見聞きし、経験を政策に生かしていければと思い、議員になりました。しかし、企業や若者にアプローチすることが難しく、また現状は思った以上に深刻だということを知りました。引きこもって就職活動をしない人、働いている間に心身ともに疲れてうつ状態になってしまった人、低賃金のため生活が安定せず困窮している人など、さまざまなケースが存在して、とても対処しきれないと感じていました。

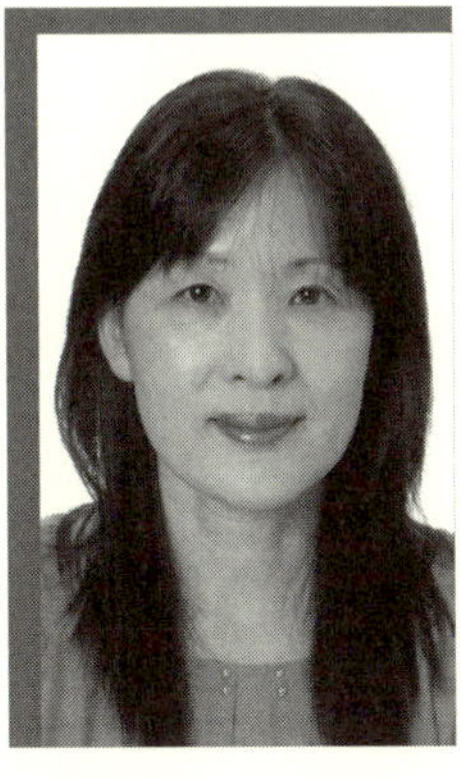

無力感を感じている時、行政の相談窓口の相談員の方が「産業カウンセラー」という資格を持っているということを知りました。私は、働くことに困難さを抱えている人々、特に若者に、何か自分に直接できることはないかと考えていたので、「これは、私が解決したい問題に繋がるかも」と感じました。さっそ

く産業カウンセラーについて調べてみると、広い活動領域の中にキャリアカウンセリングもあるということを知りました。産業カウンセラーの資格を取得した先に、問題を解決する道が開けるかもしれないと思い、講座の申し込みをしました。2011年4月から日本産業カウンセラー協会の講座に通い、2012年1月に協会の認定試験を受け、取得しました。その後、キャリアコンサルタント、教育カウンセラーの認定も取得できましたが、産業カウンセラーの講座でつちかった実習と理論の知識が活動のベースになっています。

□自己開示と自己理解の大切さを知る

産業カウンセラーの講座の実習では、まず自己開示（第4章参照）をすることから始まります。最初は苦手意識もあり抵抗感もありましたが、回を重ねていくうちに自分の気持ちを飾ることなく表現することが心地よく感じるようになりました。以前は、感情を表にだすことは苦手で、まわりの人からもクールなタイプだと思われていました。でも自己開示の実習を進めていくと、「なんだぁ。今まで何カッコつけていたんだろう」という気持ちになりました。

話を聞いてくれている人が信頼できて、その人がしっかり受け止めてくれて、鏡となってくれることで、自分の言葉が本当の気持ちかどうか確認できるのだと、自己理解（第4章参照）が進んでいく実感が持てました。自己開示と自己理解が自分ではない自分を目覚めさせたような感じです。

今までは、「自分と合わないな」と感じる人とは関わらないという生き方でした。しかし、自己開示と自己理解を深めたことで、自分とは違う人の考えや思いも素直に受け入れられるようになりました。自分とは違う考えを聞くのが面白くなったことで、心に余裕ができたように思います。

活躍の場　学校／ボランティア：高等学校での就労支援

□教師とは違う立場での支援を

働くことに困難さを抱えている若者の支援をするにはどこから始めるかを考えたとき、まず、社会に出ることを真剣に考える時期にある高校生に関わりたいと思いました。就職者がいる県立高校ではキャリア支援の教員補助を毎年募集することを知っていたので応募し、採用されましたが、1年限りの非常勤職でした。その後、県は予算の関係で教員補助の採用を中止してしまったため、ボランティアでも良いので継続する道を探しました。継続していくことで、先生方の信頼を得られる、近隣の会社とのパイプができる、卒業生への継続支援ができると思ったからです。

現在は、ボランティアの枠で、高等学校でキャリアカウンセリングの活動を週2回しています。就職担当の先生と連携しながら3年生の就職支援をしています。カウンセラーは指導者ではありません。おもに教師とは違う立場の支援者がいることで相談しやすいと思ってもらえるような環境づくりをしています。

就職支援は、就職試験を突破させることだけが目的ではありません。就職活動のカウンセリングのプロセスでは生徒それぞれが自己理解することを大切にしています。自分を知ることは、時にはできないことを自覚したり、夢と現実のギャップに気づくことになるので苦しいと感じることもあります。そのような時は、職種を狭めるのではなく、広げられるように支援し、前向きに取り組めるようにします。そして、生徒が「この進路先は自分で決めたのだ」と自覚できるようにすることを心がけています。また、就職後の定着にも働きかけていきたいと考えています。積極的に卒業生の話を聞いていこうと、「卒業してもいつでも話を聞かせてね」と声をかけるようにしています。辛いことがあったらすぐに辞めるのではなく、誰かに話をすることで、考えを整理することができる機会を持ってもらいたいからです。中小企業は産業カウンセラーの存在を知らない場合が多いので、その役割を私が果たせればと思っています。相談内容によっては、面識のある企業の担当者と話をすることもあります。会社を辞める選択の時もありますが、その時はキャリアコンサルティングをします。労働環境が悪い企業があった場合、労働監督署に同行したり、弁護士につなぐこともあります。

高校生の若いエネルギーを身近に感じると自分自身が元気になれますし、将来の夢や希望を聞いていると単純に楽しいと感じています。高校生と関わっていくうちに、不安な気持ちを抱えている生徒が前向きになれる瞬間に立ち会えることがあります。そんな生徒たちが卒業式のときに「話を聞いてくれて、ありがとうございました」と言葉をくれたことがすごく嬉しく、「ありがとう」という言葉がこんなにうれしいのかと感動しました。これが、ボランティアという形でも続けていきたいと思った原動力となりました。

□高校生の就職支援の難しさを痛感

高校生の就職は求人票の中から選ばなくてはならないため、思い描く就職先がなく失望している生徒もいます。進学したかったという思いが残ったまま就職活動をしている生徒も少なくありません。生徒を取り巻く環境が就職を難しくしています。また、社会に出ていく覚悟もモチベーションもないという生徒の対応は難しいと感じることも正直多いです。そんな時に批判的、指導的になってしまう自分に気づくと、自分の態度ばかりが気になり、力のなさに落ち込むこともあります。

生徒自身ではどうしようもない環境の影響という問題もあります。例えば経済環境や家庭環境の理由により、進路を断たれた場合、前向きに進路を考えられるようになるには、多くの時間を要します。そんな生徒にはもっとじっくり関わりたいのですが、生徒との信頼関係が構築できないままに、相談に来なくなってしまう場合もあります。そんな時は、自分の力のなさに、歯がゆい思いをします。

□実際の現場から多くのことが学べる

産業カウンセラーは、とてもやりがいがあります。その反面、プレッシャーもあるので辛くなることもあります。一人ひとりに寄り添うということは、想像以上に大変な作業です。カウンセリングのスキル以上に根気や平常心、ゆったりした心が必要だとしみじみ思います。相談者に振り回されて、身も心も擦り減ってしまったり、相談内容の複雑さに心が折れたりすることも多く、未熟さと覚悟の足りなさを自覚することもしばしばです。

しかし、常に真摯に、謙虚に相談者に向き合うカウンセラーでありたいと思います。進路を決めるとても重要な時期にある生徒たちと接するので、私自身の働きかけが与える影響は大きいと自覚し、自分自身も本気で、生きていかなくてはなりません。

実際の現場から学ぶことが多いです。続けることで、自分に足りないものが確認でき、どんな情報が必要なのかもわかります。不足しているものが分かると、次の勉強の目標ができます。そして、足りないものを埋めるべく動くたびに、人との出逢いがあり、またそれも楽しみの一つです。私と同じように、若い相談者を相手にカウンセリングを行っている人の話を聴くことは、とても良い刺激になり、自分のモチベーションアップにもつながっています。

7 IT産業におけるメンタル不全を解決したい

栗竹愼太郎さん（60代　男性）システムエンジニア→産業カウンセラー

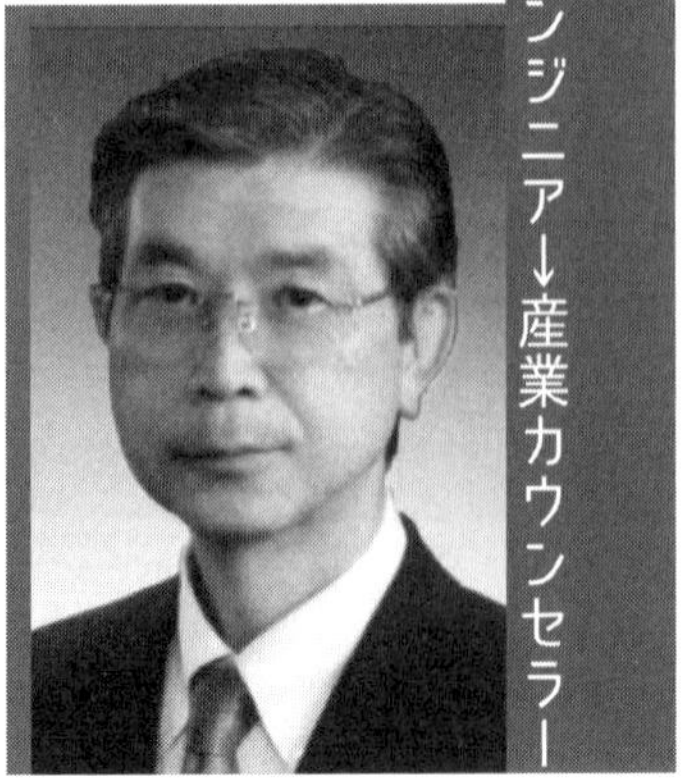

□部下、同僚、先輩が次々にメンタル不調を訴える

私が産業カウンセラー養成講座を受講したのは2001年。当時の私は大手IT系企業の子会社でソフトウェア開発を行う一事業部門の責任者として働いていました。SE（システムエンジニア）関係の仕事に30年以上従事してきましたが、その間に部下や同僚、時には尊敬していた先輩までもがメンタル上の問題で離脱していく様子を何度も

目の当たりにしてきました。

自分の身近でどんどん人が不調に苦しむ姿を見て「なんでこんなことになってしまうのだろう、何とかならないものか」と悩んでいました。特に、課長に昇進して間もなく、自分の部下がうつ病になってしまった時は、大きなショックを感じました。真面目で優秀な部下の仕事に、遅れがでるようになりました。理由を聞いてみると、顧客からの多くの要望に対応しきれなかったことと、体調も優れなかったということで、すぐに遅れを挽回してくれました。確かにしばらくは問題がないのですが、しばらくするとまた遅れが出てしまうということの繰り返しでした。どうもおかしいと思った時には、うつ病で休職することになってしまいました。この部下とは、定期的に話をしていたにもかかわらず、上司として気づかなかったことは、ショック以外の何ものでもありませんでした。

そんなことに思い悩んでいたある日、たまたま本屋でふと目に留まった本の中で「産業カウンセラー」という言葉に出会い、詳細を調べてみると、養成講座があると知り、すぐに申し込みをしました。部下のうつ病という問題に加えて、その頃の私は仕事で一杯いっぱいになっていて、何か違うものに出口を見出したかったこともあったと思います。

□のめり込んでいった養成講座

2001年4月から養成講座を受講しました。私が所属したグループは10名で、男性4名、女性が6名でした。指導してくれたリーダーは年配の温厚な男性、サブリーダーは経験のある女性、さらにインターンとして入っていた方も女性でした。年齢構成も20代から50代後半までと幅広く、社会の一部を切り取ったような、さまざまな価値観を持った人が集まるようにグループが構成されています。ロールプレイを中心とする実習はグループごとに個別の教室で実施し、理論の講座は同じコースの複数のグループが講堂にあつまり、講義を聞きました。かなり多くの日曜日が養成講座の日にあたるので、それまで毎週末に行っていたテニスや釣りにはあまり行けなくなりましたが、それよりも養成講座の方が面白くのめり込んでいたと思います。長い受講期間には、出張と重なってしまうこともありましたが、補講などに参加することで、最終的には修了に必要な時間を確保でき、ホームワークなども何とか提出して修了することができました。

□感情を大事にすることの大切さ

産業カウンセラー養成講座を受講して大きく変わったと思うことがいくつかあります。システムエンジニアとして働いていた頃は、論理的な思考を第一として客観性や問題解決を当然のごとく優先していたので、感情に注意を払うことはほとんどありませんでした。しかし産業カウンセラー養成講座では、「感情を一番大事にする」ということを学び、当初は当惑したものです。自分の感情や人の感情を理解はできても、言葉で表現することはすごく苦手だったからです。30年以上も論理を優先する仕事中心の生き方をしてきたので、感情の表現を練習する機会が少なく、とても下手でした。感覚的に理解することや、それを言葉で表現することは、普段からしていないとなかなかできないものです。今では自分の感情表現も人一倍できるようになったと思いますし、他人の感情も理解し表現することができるようになったと思います。

他に大きく変わったのは自身の準拠枠が広がったことです。準拠枠つまり自分の価値観や判断基準の幅や奥行きが広がり、ものの見方、考え方が柔軟になり、結果的に生きることが楽になったように思います。それまで自分の価値観や判断基準を疑問に思うこともなく物事に接していた時は、他人の考えなどが受け容れられずストレスになっていましたが、人は皆それぞれ違う準拠枠を持って生きていることが分かると、相手の立場にたって理解することができるようになり、人間関係が改善されて自分自身も楽に生きられるようになりました。

活躍の場　企業内：企業内カウンセラー

□定年後を見据えたキャリア

その後、会社内で産業カウンセラーの仕事をすることになったのは、58歳の時でした。当時は役職定年後の1年毎の契約更新をしていた時でしたが、57歳で最初の契約更新をした時に人事部長より、会社で「心とからだの健康づくり」の体制整備を考えておりカウンセラーも探していると聞いて、それならば私を使ってくれないかと提案をしました。その結果、それでは次回の契約更新までに現作業の引き継ぎやカウンセリング関連設備の準備をしようということになりました。

54歳で産業カウンセラー養成講座を受講し資格を取得してから継続的に産業カウンセリングに関する勉強を続けてシニア産業カウンセラーに一部合格していたので、私を使って下さいという提案は迷いがなく出来ました。話が決まってからの1年間で現職を引き継ぐこと、産業カウンセリングのためのカウンセリングルームの設置や予約から記録、報告などの運営に関するルールの構築などさまざまな仕組みを作り、いろいろなノウハウを先輩達から教えてもらうなどの作業を仕事と並行してバタバタと行う1年でした。

1年後の58歳の12月20日に退職し、会社を辞めて中立の立場の産業カウンセラーとして、12月21日から会社と契約し活動を開始しました。それまでに勉強を続け、準備を積み重ねていたとは言え、このようにスムーズにSE（システムエンジニア）関連の仕事から産業カウンセラーに転換できたのは、幸運なことだったと思います。

□元気と自信を取り戻すために

産業カウンセリングでは、働く人たちが困っていること、悩んでいることをお聴きします。「聞く」でも「訊く」でもなく、「聴く」です。人は誰でも自分の話を批判や評価などしないで、しっかり聴いてもらい分かってもらえると、それだけで心が軽くなります。「話す」は「放す」に通じているのです。そして同時にもやもやしていた霧が晴れていくように、本当は自分がどう考え、どう行動したら良いのかが見えて、問題解決に向かって動けるようになります。最初に相談に来られた時は、悩みに悩んで、疲れ、憔悴した状態で来られた方が、カウンセリング回数が進むとともに徐々に元気と自信を取り戻し、問題解決に向かって行く姿に接することは何事にも替えられない喜びです。

もうカウンセラーを必要としないで一人でやっていけるという時、カウンセリングの終了となります。

最後に「それではカウンセリングはこれで終わりにしましょう」と言った時にクライエントから思いがけない感謝の言葉をいただいた時は、やりがいとともに心が熱くなるのを感じます。

□一番に大切にしているものは「信頼と誠実」

産業カウンセラーとして何を一番大事にしているかと聞かれたら「信頼と誠実」です、と答えています。カウンセリングにおいて守秘義務を含めて約束やルールを守ること、相談に来た相手に対して常に誠実であることは、実際にはなかなか簡単なことではないのですが、自分が相談する立場だったら産業カウンセラーに何を求めるかなと考えたら、出て来たのは「信頼と誠実」でした。

あるクライエントの難しいカウンセリングが何度も続いているような時には、自分は産業カウンセラーとして、このクライエントにとって本当に役立っているのだろうか、信頼されているのだろうか、誠実に対応できているのだろうか、と思うことが何度もあります。そんな時は辛さを感じながらスーパービジョンを受けて少し自信を回復したりしています。

また新しいテーマでの研修を依頼された場合は、研修の前日のギリギリまで資料の手直しをしています。少しでも分かりやすい資料にするための準備はかなり大変ですが、無事に研修が終わった後の達成感、解放感は格別です。

□働く人の環境変化を考慮できるカウンセラーの必要性

今日の日本社会は大きく変化しているので、その変化の時代に対応できる産業カウンセラーが必要だと思います。１９９１年から日本経済のバブルが崩壊して失われた１０年、２０年と経済が低迷していく中で、日本企業は生き残りをかけてさまざまな制度を大きく見直しました。すでに歴史のある大企業においても年功序列や終身雇用という制度が事実上なくなり、目標管理制度などによってラインの部課長なども担当部門のマネジメントだけをしていればよい時代は終わりました。

一方でバブル崩壊よりも前から社会の状況、家庭や家族の環境、子供が遊び・学び育つ環境も変わることによって、小さなころから子供がある意味で鍛えられながら育つ環境や機会が少なくなり、青少年から大人になる時期がどんどん遅くなっています。いわゆるモラトリアム期間の延長ということです。このような時代背景の変化の中でも、人間の本質は変わらないと思いますが、悩みの質や内容はかなり変わって来ていますので、社会状況、経済状況、企業の経営状況、そして働く人の状況などの変化を理解、把握してクライエントと向き合う必要があると感じています。

□初心を忘れず、ＩＴ分野で働く人々や職場を元気にしたい

産業カウンセラーの養成講座を受講しようと決めた理由は、職場で働く自分の部下や同僚、先輩などがメンタルな問題で苦しんでいるのを見て、少しでも何とかならないものか、何とか出来ないだろうかと思ったことでした。産業カウンセラーの資格を取り継続して勉強を積み重ねる中で、私は「何とかしてあげよう」という随分思い上がった考え方を持っていたなと気づきました。

また、うつ病などのメンタルな問題は、職場や個人の抱える問題が表面に出て来たもので、もっと本質

的な問題が底に隠れているものです。メンタルな問題が出て来てしまってからの対処として行うカウンセリングも非常に大事ですが、川の流れに例えれば、もっと上流にあたる職場での仕事の仕方や部下のマネジメント、セクハラ・パワハラなどの人間関係の問題、さらには個人のキャリア開発も含めて、そこまで入っていくことができるようになって初めて「産業」カウンセラーだと思っています。

当初の思いを大事にして、IT系の分野で働く人々や職場を元気にするために、カウンセリングや研修、コンサルティングなど私の持っているソリューションを提供することで、企業やIT系の分野全体にも貢献ができる産業カウンセラーでありたいと思います。

8　身近に苦しむ人を助けたい～大きなキャリアの転機～
（武島洋子さん　50代　女性）　メーカー事務→産業カウンセラー

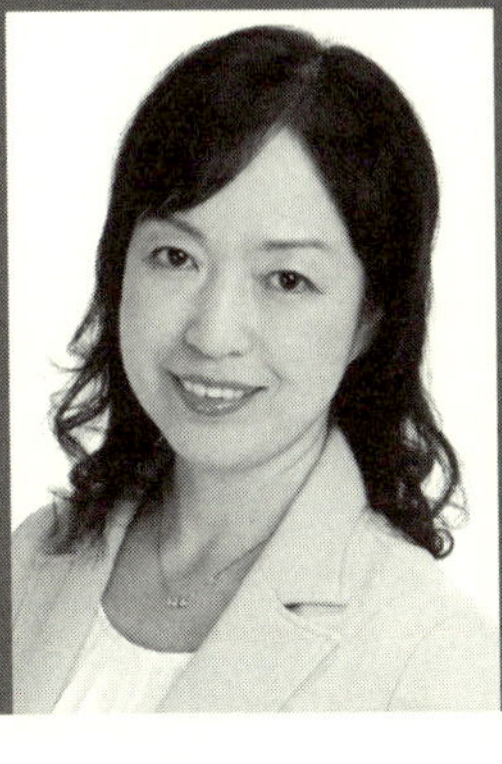

□人の話を聴く仕事をしたい！

産業カウンセラーの資格を取ろうと思ったきっかけは、今から約9年前に、子どもが通っていた音楽教室で、子どもの友達の母の、「私、今度、産業カウンセラーの資格を取ろうと思っているの」という言葉でした。その時の私の反応と言えば、「えっ、産業カウンセラーって何？どんな資格なの？」と、彼女に咄嗟に聞いていました。それは、その当時の私は産業カウンセラーという言葉も資格名も、全く聞いたことがなかったからです。彼女は、「産業カウンセラーって、人の悩み事やいろいろな困ったことを聴いて、問題を解決できるように支援する仕事なの。以前から、心理学に興味があって、本を読んだり勉強したりしていたのだけれど、それを生かせるし、やってみたいと思っているの」と話してくれました。私は彼女の話を聞いて、何かピンとくるものがありました。「それだ！　私もそれをやってみたい」と心の中で叫んでいました。ピンときた理由は、二つありました。まず、一つ目は、当時、私はあるメーカーで事務の仕事をしていましたが、その部署に配属されてくる社員が、入社後1年で現場の主任となり、その重責につぶれていく姿をみていたことです。その時、私は、何とか彼らの力になりたいと、話を聴いたり、相談にのったりしていました。そのタイミングで、「産業カウンセラー」の存在を知り、人の話を聴くということが仕事になるのなら、少しでも人の役にたてるのであれば、私もやってみたいと思いたったのです。

そして、もう一つの理由は、思い出すと非常につらい出来事ですが、知人がうつ病を患い、自殺をしたことです。その時、私の心の底から湧きあがった思いは「うつ病という病気が知人を自殺に追いやったのではないか。それなら、私にもしも何か専門的な知識があったら、知人に手を差し伸べられたのではないだろうか？　今でも生き続けてもらえたのではないか？」というものでした。

この二つの理由が、産業カウンセラーの資格を取りたいと思うようになったきっかけです。今、考えてみれば、偶然にも私の目の前に現れた、「産業カウンセラーの資格」でしたが、この資格との出会いは、私のその後の人生におけるキャリアの大きな転機になりました。

□人の話を聴くことの大切さを学ぶ

産業カウンセリングを学んで変わったことは数々ありますが、一番大きく変わったことは、人の話をじっくり聴くことができるようになったことです。職場でも、プライベートでも、「話を聴いてもらってすっきりした」という感謝の言葉をいただくまでになりました。以前の私はどうだったかというと、人の話を聞く時、「それは、こういうことでしょう。だから、こうすればいいんですよ」と、まるで、それが相手にとって、ベストの答えであるかのように、決めつけて話す傾向がありました。それは、話を聞いている途中、頭の中で、何かこの人のためになることを言ってあげたいとか、役に立つ助言をしてあげたいという思いから発した言葉でした。私のやっていたことは、助言という意味では正しかったのかもしれませんが、相手に代わって答えを出してしまっていました。私には、答えは自分自身が決めるという、大前提が抜けていたのです。本来、その方が納得できなければ、真の意味での行動が取れず、到底、それぞれの抱える問題を解決することなどできないのですから。今は、仕事でもプライベートにおいても、人とお話をさせていただく時に、じっくりと話を聴くことを心がけています。つまり、その人自身が自らの力で、自律的に答えを出していただくために、傾聴をすることの大事さを産業カウンセリングで学ぶことができました。

□実務経験なしでも仕事のチャンスを掴む

私が産業カウンセラーの仕事に就きたいと考えたのは、養成講座を修了してから1年が経った頃でした。その当時は現在と比べると、まだまだメンタルヘルスの重要性は世の中に浸透していませんでした。そんな時代背景の中で、資格は取ったものの、実務経験もなく、いったいどうしたら産業カウンセリングの仕事に就けるのだろうかと真剣に考えていました。そんな時、産業カウンセラーの上位資格であるシニア産業カウンセラーを目指してセミナーに参加した時に知り合った、EAP（事業場外従業員支援プログラム）の会社に勤めていた方のことを思い出しました。思い切って、その方に電話をかけて「これから、産業カウンセラーの仕事がしたいと思っています。是非、お話を聞かせてください」と相談したところ、「実務経験がないから、仕事の紹介はできないかもしれないけど、話は聴きますよ」と言っていただきました。実際に会って、産業カウンセリングの仕事について、たくさんの情報を教えていただきました。そして、その方が勤務されている会社に面接をさせていただくことになりました。無事に何回かの面接に合格して、翌月から入社し、電話相談の仕事をすることが決まりました。これが、産業カウンセリングに従事した最初の一歩ですが、この一歩は、私の人生において、その後のキャリアパスにつながる、最も重要な一歩となりました。カウンセリングの職務経験、実績となるからです。そこからは、メンタル面やキャリアカウンセリング、研修講師と、どんどん仕事の職域は広がっていきました。そのノウハウや知識、実務経験を踏まえて、現在は独立して仕事をしています。今、振り返ってみますと、あらゆるところで培《つちか》ってきた人脈ネットワークと、継続的な自己研鑽、学習の機会が、現在の私の仕事につながったと考えています。

活躍の場 地域に主眼を置いた開業：ＥＡＰ（事業場外従業員支援プログラム）

□社員一人ひとりが生きがいを持って生きられる社会を目指して起業する

現在、私は、ＥＡＰ（事業場外従業員支援プログラム）を提供する会社を立ち上げ、人材育成とメンタルヘルスに関わる仕事に取りくんでいます。業務内容の主軸となるものは、メンタルヘルス体制の構築、研修体系構築と研修の実施、人事面談とコンサルティングです。

メンタルヘルス体制の構築を会社独自で一から行うには、時間と人手がかかるものです。その部分を、会社に代わって顧問契約を結び担当します。従業員一人ひとりが、働きがい、生きがいをもって生き生きと働いている姿は、仕事の業績や成果を上げることにつながり、会社の繁栄にも大きく影響します。そのために必要なこととして、カウンセリング体制の確立、必要とされる研修の実施、万が一、うつ病等の病気になって休職し、その後職場復帰の時に、どのように戻っていただいたら良いかなどのコンサルテーション等、メンタルヘルスにかかわる一連の体制を構築していきます。

カウンセリングでは、通常、一人50分間で話を伺いますが、「職場の人間関係がうまくいかない」、「このまま仕事を続けていく自信がない」、「これからのキャリアをどのように考えていけばいいのか分からない」、「夫婦の間がうまくいかない」、「最近、体調が悪く、この先不安だ」、「借金があるがこのまま払い続けられるのか心配だ」、等の、さまざまな話がなされます。私たち産業カウンセラーは、カウンセリングにおいて、それらのさまざまな悩みや問題の解決に結びつくような支援をさせていただきます。

また、人事面談では担当者が抱える悩み事である、「部下が最近、暗い顔をしていて心配だ」「休みも多くなった、いったい、どう関わっていけばいいのだろうか」「離職者が増えているが、どうしたら減らすことができるのか」等の問題を解決するためのコンサルテーションを実施します。

研修では、産業組織領域での人材育成の視点より、ビジネス系（ビジネスマナーやクレーム対応など）、キャリア開発（若年者のキャリア、女性のキャリア、中高年のキャリアなど）、コミュニケーション開発、メンタルヘルスに関わる研修を、企業や官公庁、大学、介護施設、地域で行っています。知って理解し、行動に移せることが、どの研修でも重要です。少しでも多くの方に、生き生きと人生を過ごしていただくために参考になることを、体験を通して、実感していただきます。

その他、ひきこもりの方と親御さんの支援や、市の自殺予防推進員として自殺者を出さないためのボランティア活動、男女共同参画推進員としての活動、高校生や大学生の就職に関わる支援など、幅広く活動しています。

□お役に立つことができて本当によかったと思う瞬間

私はカウンセリングや研修によって、サービスを提供する側でありながら、業務を通して自分自身が生かされている、勉強させていただいていると実感することが多くあります。

現在、毎月50人を超える方と面談の機会がありますが、来談される方のほとんどが、何らかの問題を抱えて、何とかその問題を解決したいと、藁《わら》にもすがる思いでいます。辛く、悲しく、嗚咽《おえつ》がとまらない方、「こんなに辛いのなら死んでしまった方がいい」とさまざまな苦悩や不安、葛藤を抱えて相談に来られます。そして、何回かのセッションをとおして、「もう（私に）話をしなくても、大丈夫です」「問題を抱えながらも何とかやっていけそうです」と、語られた時、面談は終了となります。

セッションの最後に、相談者の方から、「話を聴いてもらって、少し気持ちが軽くなりました。ありがとうございました」「あなたに出会えたことは、本当に良かったです。この先、何があるかわかりませんが、前向きに生きていけそうな気がします」とメッセージをいただいた時、〈こちらこそ、ありがとう。あなたが私に贈ってくださった言葉で、私の方こそ、生かされています。あなたに関《かか》わらせていただいて、お役にたつことができて本当に良かった。ありがとうございました。〉と思える瞬間を享受させていただいています。それが、産業カウンセリング業務に従事し、やりがいと楽しさに通じていることだと思います。相談者の大切な人生の一コマに関わらせていただいたことは、紛れもない事実として、生涯にわたり、私の心の中に生き続けます。

□辛辣な言葉や態度に傷つくこともある

産業カウンセリング業務において、この仕事は辛いなあ、大変だなあと思うこともあります。それは、どんな時かというと、ひとつには、相談者の方から、辛辣な言葉を投げつけられたり、暴言をはかれたりする時です。私たちカウンセラーは、お話を聴かせていただく際には、必ず、相談者に対して、「見立て」をします。「見立て」とは、相談者の問題を相談者とともに理解し、より効果的な援助方針を立てるための最初の判断を示す言葉です。例えば、相談者の方が、とても依存的に、何でもこちらに回答を求めてくるとします。そのような場合に、どうしてそのような態度を取るのか、何が原因となっているのか等を、話を聴く中で、見立てていくのです。見立てがなされると、援助方針が決まります。相談者に依存傾向がある場合、カウンセリングの一つの目標である、「自律的に決める」ことに反してしまうため、あえて、カウンセラーは答えをはっきりと言わないことを選択します。

そうすると、相談者によっては、「聞いているのに、なぜ、答えないんだ！」とか、「こっちが聞いているんだよ！」と、怒ってしまうこともあるのです。電話相談などの、顔の見えないコミュニケーションの場合、特に顕著になります。見立てに沿って対応するのですが、やはり、私たちカウンセラーも生身の人間ですので、辛辣な言葉は、心にグサッと刺さり、辛くなったり、大変な仕事だなあと思うこともあります。

□メンタルヘルス体制の導入の徹底を目指して

企業や官公庁、学校、病院、家庭、地域でも、その場で生活する一人ひとりが楽しく、豊かな人生を過ごしていくためには、心の健康を良好に保つことがとても大切です。それらを支える役割として、メンタルヘルス体制を導入する必要性を世の中に周知することから実務まで、幅広くワンストップで提供できる、力のある産業カウンセラーが必要です。企業をみても、メンタルヘルス体制を導入している企業は、まだそう多くはありません。特に、日本企業の約9割にあたる中小企業の多くは、メンタルヘルス体制のしくみが充実しているとはいえません。

私は、さまざまな職種の企業を訪問して、社員の皆さんに体験的にカウンセリングを受けていただく機会があります。カウンセリングが終わった時に「カウンセリングを受けてみて、どうでしたか？」と感想を伺うことにしています。皆さんの答えは、「こういう機会があって良かった。会社の人には話せないことを、話すことができた」、「頭の中でもやもやしていたことを話せて、すっきりした」、「1回だけではなく、継続して受けたい」と希望される方が多いのです。このような実態に対しては、メンタルヘルス体制の導入意義を経営者に、如何に重要なことであるのかを、プレゼンテーションして、理解し導入を図ってもらう説得力が必要です。

また、産業カウンセラーの役割には、大きく分けると、メンタルヘルスの支援、キャリア開発支援、コミュニケーション支援という3本の柱があります。実務においては、これらのスキルは全て必要ですので、スキル習得のために、たゆまない自己研鑽を続けていくことが、産業カウンセラーには必要だと思います。これらのスキルを身につけることによって、相談者を、さまざまな角度から支援できるようになり、支援の幅が格段に広がります。

第6章
カウンセリング（面談）の事例

この章では、私が実際に行ったカウンセリング（面談）をいくつかご紹介します。面談に至った経緯、回数、面談後のフォロー等は事例によって異なってきます。また、同じ、「セクハラ」「職場」「家族」をテーマにした問題であっても、当事者の抱える状況はさまざまです。ここで紹介する事例はあくまで参考としてお読みいただければ幸いです。

▼事例1　職場のハラスメント

概　要

社内のセクハラ問題として相談を受けました。ハラスメント問題は、とかく行為者や被害者としての事実確認と処分で解決を図ろうとする傾向が強くあります。

この事例では、個別の面談を進めながら、単なる事実確認にとどまらず、クライエント自身の内面や傾向を見つめていただくことに注力していきました。面談以外の関わり方としては、メンタルケアの研修を行ったり、管理者への部署変えなどの提案を行いました。クライエント自身の気づきとともに、物理的な変化を与えることで問題解決に至りました。

1　面談に至る経緯

ある企業の人事部の部長から、下記のような電話を受けました。

電話の内容は、「社内でセクハラの問題が起きているので、できるだけ早めの対処をしたい」というものでした。

セクハラ問題は、20代の正社員である男性社員が、同僚の20代の女性社員に好意を持ち、告白したところ、断られてしまったことから始まりました。男性は断られたことに強いショックを受け、激しく落ち込み、次第に仕事にも支障をきたすようになってきたそうです。これまでは、あまり休むことがなかった真面目な社員でしたが、ここ数週間は休みがちになり、うつ症状に悩まされているために精神科に通っているといいます。会社の人事部にも、時短勤務か休職の相談をしてきています。

一方、女性の方は、はっきりとお断りをしたにもかかわらず、男性から頻繁に来るメールや電話に大変迷惑している様子です。「このままでは、同じ職場で働き続けることが難しいので、会社を辞めたい」と人事部に漏らしているそうです。

人事部では、この男性社員と女性社員のメンタル面の不調をとても心配している様子でした。また、どちらの社員にも会社を休まれたり、辞められたりすると、会社としては損失となります。どのように対応してよいか分からず、カウンセリングやその他のサポートをして欲しいという相談内容でした。

管理者との面談

相談を依頼されてから、まず初めに、会社の人事部長、男性社員と女性社員それぞれの直属の上司から直接話を聴く場を設けました。電話で聞いていた内容の詳細を確認して、管理者である上司が問題と感じている点を話していただきました。

次に、セクハラ対応についての簡単なレクチャーを行いました。レクチャーの内容は、セクハラ問題が起きた際の初期対応と当事者である社員のインタビューの方法などです。

その後は、問題に対する会社側の要望をできるだけ細やかに聞いていきました。会社側としては、やはり、この二人の社員は大切な人材なので、できるだけ辞めさせたくないということ。そして、今の状況を改善して、業務が滞りなく円滑に行えるように二人をサポートしていきたいということが確認できました。

【ポイント】

同じセクハラの問題であっても、会社や当事者によって、対処の方法は変わってきます。部下を管理する側の人の意志や希望を丁寧に確認しながら聞き取ることによって、問題となっていることをどのような状態に改善していきたいのかを把握することができます。この時点で、問題や要望の確認をおろそかにしたり、カウンセラー側の勝手な推測をもとに、カウンセリングや提案が進んでしまうことのないように注意することが重要です。

女性社員との面談　1回目

女性社員との1回目の面談では、まずは、ゆったりと落ち着けるように心がけました。セクハラというプライベートでデリケートな問題でもあるため、なによりも相談者が心を開けるような雰囲気を作り、少しずつ話していただけるように促していきました。

女性社員は、感情が不安定な様子でしたが、ぽつぽつと話を始めました。男性社員には、誠意をもってはっきりとお断りをしたが、「もう一度考えてもらえないか」などの言葉を業務中に言われたことにショックを受けたことや、帰宅してからも同じようなメールが何通も送られてくることに不安や恐怖さえも感じていることなどを話してくれました。最近は、会社の帰りに、待ち伏せされるかもしれないという考えまで浮かんでくるほどの恐怖を感じており、「もうこれ以上付きまとって欲しくない」と、目に涙を浮かべていました。

1回目の面談ということもあり、まずは、この女性社員の話を傾聴することに徹しました。不安や恐怖の気持ちを丁寧に受け止めていくことによって、少し落ち着きを取り戻すような変化がみられました。メールや電話の履歴が残してあるかどうかを確認すると、履歴は見るのが嫌なので、すべて削除してあり、着信も拒否設定してからは、一度も受信していないとのことでした。

しばらく傾聴を続けていくと、先ほどまでの、男性に対する不安や恐怖の話から、今度は会社の中で、セクハラ問題の噂の中心になってしまった自分が許せないと、自分を責めるような発言に変わっていきました。もともと女性の多い職場ということもあり、噂などのターゲットにならないように注意をしてきたのに、今回の一件で、その努力はすべて無駄になったと言いました。噂の的になった自分が許せないというのです。つまり、清潔なイメージの自分であり、問題を起こさない良き社員である自分が、セクハラ問題で噂の的になったということに対して深く傷ついているというのです。この件で頭がいっぱいになり、仕事でもミスが出始めたことにも、さらに落ち込んでいる様子でした。本人は、「今までの努力が水の泡」という表現を使っていました。

1回目の面談の中では、男性に対する不安や恐怖とともに、自分が許せないという二つの感情が表出されました。「もうこの職場ではやっていけない。辞めたい」という女性社員に対して、「早急に退職ということを決めず、もう少し時間をおいてみよう」ということを提案しました。そのことに関しては合意が得られ、1回目の面談を終了しました。

見立て

クライエントの女性社員は完璧主義で潔癖な印象を受けました。ストーカー的行為の助長を恐れるとともに、自らの社内におけるイメージを傷つけられたことによるショックが強いと感じられました。まずは、きちんと気持ちを受け止めていき、クライエント自身が冷静に判断できるような状態で、解決の道を模索していく方針に決めました。

男性の面談　1回目

男性社員はとても落ち着いた様子で自分の心身の不調について話し出しました。数週間前から眠れなかったり、ひどく気分が落ち込むなどのうつ症状があると言います。今回の件に関係なく、以前にも同じようなうつ症状を発症したことがあったと、過去の話をし始めました。「昔付き合っていた彼女がいたが、うつ症状も原因して、別れることになってしまった。とても好きな人だったので今でも別れてしまったことを後悔している。その恋愛が現在もトラウマになっていて、恋愛をすると必要以上に相手に固執してしまったり、神経質になってしまうことがある」と話していました。今回、女性社員に断られたことで、ひどく落ち込み、うつ症状が再発してしまったと言います。

クライエントの気持ちを丁寧に受け止めて傾聴を続けていくと、「今まで誰にも自分の苦しみを理解してもらったという実感を得た経験がなかった。今日、初めて、分かってもらえたという感情が沸き起こってきた」と言って急に泣き始めました。私が、「これからどうされたいと思いますか」と聞くと、「彼女をこれ以上傷つけたくない。僕は待ち伏せするなどの行為は絶対にしないので、そのような誤解はなんとか解きたい」と言いました。

私からは、彼女が不安がっているので、「なんとかして誤解を解く」ということよりも、「静観する」ことが必要なのではないかと話しました。すると、「彼女をそこまで追い詰めていたなんて、気が付かなかった」と我に返った様子でした。そして、「これ以上、この件ついて彼女と関わらないという毅然とした態度を貫くことをお約束します」と、自らはっきりとした口調で語っていました。

見立て

カウンセリング室に入ってきた男性社員の印象は服装もきちんとしていて、折り目正しい清潔な印象を受けました。一方で過去のトラウマのせいか、過度な一途《いちず》さがあり、自己中心的にもなっているようにも感じました。しかし、話をするにしたがって、相手の気持ちに考えが及んでいなかったことに自ら思い至った様子が読み取れました。今回の面談での「お約束」の気持ちがどの程度の決意かは図りかねましたが、一貫して素直な態度だったので、今後の行動に期待できると感じました。

女性の面談　2回目

2回目の面談では、「会社を辞めたい気持ちは続いてはいるが、なんとか出社できている」と話していました。しかし、話が男性の話題に移ると、感情が不安定になり、涙をこぼしていました。夜は良く眠れず、食欲も落ちているとのことでした。そんな様子を見ては家族が心配し、申し訳ないと感じているとも言います。家族からは、「病院に行った方がいいのでは？」と言われているが、自分ではまだ行きたくないと語っていました。

「会社の噂によると、男性社員が、自分との関係で根も葉もないことを言いふらしていることが許せない」という発言もありました。こちらかは「その噂は彼が直接あなたに話したことであるか、それとも単に噂として耳にした話なのかどうか」という問いを投げかけると、彼が直接話していることを聞いたわけではないと答えました。

「周囲の噂には信憑性がないと感じないか？」という問いには、はっきりと否定し、不安や恐怖という前回の感情とは違い、男性社員に対する怒りの感情が強く感じられました。傾聴を続けていくと、怒りの感情は、上司にも向けられ、さらには、カウンセラーである私にも向けられてきました。

「彼は、まともじゃないと思います。先生もそう思いますよね？」と強い口調で同意を求めてきました。「まともか、まともでないかを判断することは、私にはできません」というような回答をすると、「先生は、彼がまともな人間だと思っているんですね！」と、信じられないとでもいうような表情を見せました。さらに、「そもそも、私がカウンセラーの先生と話さなくてはならないこと自体にショックを受けているんです。私も彼と同類ということですよね。これもそもそも彼のせいです」と続けました。

面談の最後には、「彼と関わりなく過ごせれば、仕事は仕事として割り切っていけます。彼のいない部署へ異動させて欲しいです」と断言していました。

見立て

前回の面談の控え目なイメージから一転して、はっきりと自己主張できる勝気な一面もみられました。良くも悪くも強いエネルギーを感じたので、辞めずにやっていけるという印象を受けました。情緒的には不安定さや身体に現れたいくつかの症状も気になる点がありましたが、今回の問題については、家族も良く理解しており、いつでも相談できる環境や見守ってくれる人がいることを確認できました。身体の症状が悪化したりする場合は、すぐに病院に行くことを提案し、合意を得ました。「男性社員が根も葉もないことを言いふらす」ことに関しては、あくまで周囲の噂に惑わされている部分もあると確認しました。男性社員のいない部署で働きたいということを考慮し、異動の件は、上司と相談のうえ決定するということで、了解を得ました。２週間後の面談を仮約束して、面談を終了しました。

男性の面談　２回目

前回よりもいくぶんすっきりした表情で入室してきました。「約束を守りました」という報告から始まり、こちらからは「約束を守ってくれて嬉しく思う」と伝えると、はにかんだような嬉しそうな表情を見せていました。とても素直な少年のような印象をうけました。「うつ病の症状は薬を服用しいるせいかだいぶ落ち着いており、会社もあまり休まずに出社している。ただ、周りの雑音に対しては苦しめられている。まったく身に覚えのないようなことを言われて弁解したい気持ちもあるが、それに的確に対応できない自分にもストレスを感じている」とも語っていました。「事実と違うことを言われ続けるのは不本意であり、彼女の耳にも入っていると思うと居たたまれず、直接彼女と話をして、きちんと説明したい気持ちでいっぱいだ」と顔をゆがめていました。

私の方では、男性社員が抱えている辛い気持ちを受け止めながらも、関わりを避けたいと思っている彼女の気持ちを尊重することを促しました。この件を終結に向かわせるためには、「まずは沈黙を守ろう」とそっと言葉をそえました。すると、「彼女に関わらずに、まずは沈黙を守ることを頑張ってみると素直に応えていました。2週間後の面談の約束をして終了しました。

見立て

落ち着きを取り戻しつつあるように見えましたが、失恋の痛手はそう簡単には割り切れない様子です。

2回目の面談では、今まで受けてきたカウンセリングの経験談なども話していました。他の機関で受けていたカウンセリングでは、指示や助言を受けることは多々あったようでしたが、納得のいかないものだったようです。今回のカウンセリングでは、いろいろな話をすることにより「自分の中で、腑《ふ》に落ちた感じが強くある」と語っており、自己理解が進んだ印象がありました。

男性の電話相談

2回目の面談から1週間後、クライエントの男性職員からの要望があり、人事部長の許可を得て、電話で面談を行いました。クライエントは、「周りの社員の噂話などの雑音がどうしても気になって我慢ができない。次の面談まで待てない」と訴えてきました。しばらく電話で話を聴いていくと、落ち着きを取り戻した声になっていきました。「周りのことに神経質になりすぎていました。もう少し沈黙も守るようにがんばります」と電話を終えました。

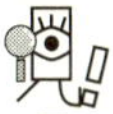

見立て

次の面談が待てないほどの動揺があることについて、情緒の不安定さを再確認するとともに、依存の感情が感じられました。依存の感情が大きいということを受けとめ、次回の面接に臨むことにしました。

社内の噂が、二人の気持ちを動揺させていることから、環境の改善の必要性を感じました。

2回目の面談の後の対応

この後、人事異動処置が速やかに行われ、男性社員と女性社員は接触する機会がなくなりました。

これにより女性は、落ち着きを取り戻しました。職場の上司の報告を聞くと、落ち込む様子も少なくなり、以前のように元気に仕事をしているように見えると話していました。環境を変えたことが功を奏したようです。女性3回目の面談は、行わないことで、合意しました。

男性の面談　3回目

部署の異動により、本人の気分も一新し、周りからの雑音もだいぶ収まった感じがすると話していました。ただ、職場の同僚と今回の問題について、触れないように意識すると、他の話をしていても少し気になってぎこちなくなってしまうことがあるなど、まだ完全には吹っ切れてはいない様子でした。こちらからは、ストレス解消法や自分を見つめ直す時間をつくることの大切さをお話しました。すると、「今までは、家族ともほとんど話をしなかったけれど、これからはもっと会話をするなどして、リラックスすることを取り入れていきたい」などと話していました。また、社外でも、自分の居場所を探してみたいという姿勢が話から読み取れ、以前よりだいぶ前向きになっている印象を受けました。

見立て

面談の最初から比べると、明るくハキハキとした口調になっていることが印象的でした。資格試験や業務の内容に関する話題や、今後のキャリアについての話を自分からするなど、前向きな姿勢がみられました。部署の異動などの環境が変わったことで、これまで執着していたり、気にしすぎてしまうことから目をそらし、新しいことに目が行くようになった様子です。まだ依存的な言葉や態度があるため、経過観察が必要ですが、今後も必要があれば面談等を通して話をする時間を設けることを約束し、面談を終了しました。

※ハラスメント問題の場合、1回目の面談はクライエントの同意のもと、クライエント、クライエントの上司、カウンセラーの3者で行うことを基本としています。2回目以降の面談は、クライエントの意向もふまえ、クライエントの上司は在席していません。

▼事例2　働く母親と子育ての問題

概　要

クライエントの30代女性Aさんは、サラリーマンの夫と小学校2年生の長女の3人暮らしをしていました。母親が働いていると子供が問題行動を起こすという思い込みと偏見に悩んでいましたが、問題が複雑化する前に早めに対処したことと、クライエント自身が具体的に行動に移せるように適切に促したことで問題解決に至りました。

1 面談に至る経緯

クライエントの女性は、長女が幼稚園に通うようになってから、短時間のパートを始め、小学校へ上がったころからフルタイムでの勤務を検討し始めました。娘の慣れない学校生活のサポートをきちんとしたいと考え、小1の終了まではパートタイムで働き、フルタイム勤務へ切り替えたのは小2の4月からでした。

フルタイム勤務にもようやく慣れてきたゴールデンウィークが明けた頃、長女の問題行動で学校から呼び出しがかかるようになりました。担任の先生から聞かされた内容は、「クラスメイトの持ち物を取り、他のクラスメイトのカバンに入れる」、「ときには、ごみ箱に捨てたりするような行動をする」というものでした。これまでは比較的手のかからない子であったこともあり、学校に呼び出されたことのショックと、聞かされた内容についてひどく衝撃を受け、そのことで頭がいっぱいになってしまいました。

担任の先生に「最近、お家で変わったことはありませんか?」と聞かれると、思い浮かんだのは「小学校2年の4月からフルタイム勤務に変わった」ということだったので、そのことを伝えたそうです。それに対して先生は、「お母様が、お仕事をされていて寂しいのでは?」と言われ、Aさんはその言葉を受けて、非常に罪悪感を覚えたと言います。

家に帰ってから長女とその件について話し合う時間を持ちましたが、その時は何故そのようなことをしたのかは明確には分かりませんでした。ただ、長女自身は悪いことをしたと言う認識はあり、「これからはもうやらない」と約束して、いちおう決着がついたと思っていました。ところが、半月後にまた同じことが起こってしまったのです。

そんな時、Aさんは社内で職員向けメンタルヘルス研修を受ける機会がありました。その研修の講師である私に、研修の終了後に駆け寄ってきて、子供のことで悩んでいる胸の内を明かされました。Aさんは相当に思い悩んでいる様子だったので、相談を受けるよう声掛けを行い、相談に至りました。

面談 1回目

面談では、まずは、Aさんの気持ちを受けとめることにより、現在の感情を吐き出していただくことに集中しました。フルタイムで仕事をすることによって、子育てをきちんと行えていないのではという罪悪感について話し始めました。なぜ長女がそのような問題行動をするのかという心配や不安があふれ出てきました。同じ問題を繰り返したことへの怒りも現れてきました。学校や周りの方に相談すると、母親がフルタイムで働いていることが原因であるとか、長女に何か障害があるのではないかという指摘の声もあり、ますます思い悩むことになってしまったとも話していました。

Aさんの今の気持ちに寄り添いながら、現状の確認を一つ一つ行っていくと、次のようなことが分かってきました。Aさんは、長女の問題行動の原因は、自分がフルタイムで働いているために、寂しい思いをさせてしまったことにあること、あるいは、長女に何かしらの障害があるのではないかという二つの原因に固執しているようでした。

ところがよく傾聴してみると、Aさんの話では、長女の問題行動は、1年生の時までは全くなかったとも言います。また、友達のものを隠したり捨てたりすることは、本人も悪いことだということをしっかりと自覚している様子であり、認知面での障害があるとは考えにくいということが分かってきました。

フルタイム勤務になって変わったことと言えば、長女が地域の学童保育に通うようになったということです。長女は学童保育に行くことを嫌がってはいませんでしたが、過去に友達に意地悪をされていると話していたことも気になっていると言います。そして、「もしかしたら、長女は母親に迷惑をかけたくないという気持ちから、いじめがある学童保育へ我慢して行っていたのではないかと思う」と話されていました。こちらからは、お子さんに事実を確認してみることを促し、面談を終了しました。

面談　2回目

1回目の面談の後に、さっそく長女と向き合う時間をつくり、学童保育についていろんなことを聞けたと言います。長女がものをとってしまったというクラスメイトは学童保育で一緒の子だということは知っていましたが、学童保育ではどうやら、新参者であるAさんの長女がいじめのターゲットになっているらしいことが分かってきました。同級生のほかにも、3年生、4年生も加わり、嫌がらせをされていたというのです。しかも、一度や二度ではなく、複数回に及んでいることが確認できました。

そこで、私から次の共通認識を持つことを促していきました。まずは、お子さんのいじめられている苦しさを共有し、お子さんにきちんと理解していることを伝えること。そして、必ずいじめから守ることを伝え、母親は味方になると約束すること。さらには、学童保育に子供たちの状況をきちんと見てもらうよう伝え、事実を確認してもらうことも提案しました。もしも、いじめの事実が確認され、改善がないようであれば、学童保育を変える検討も視野に入れることも添えました。また、学校側にも現在の状況をきちんと報告することを約束して、面談を終えました。

【ポイント】

学校や学童保育などを変更することを検討する際には、地域による違いも考慮する必要があります。今回の事例では、クライエントが住む地域に複数の学童保育が設置されていました。しかし、児童が通える範囲内に一カ所しか学校や学童保育がない地域も少なくありません。その場合は、民間の機関や習い事を選択せざるを得ない場合もあり、経済的な負担もあるため、すべてのクライエントに提案できる方法ではありません。よって、常にどのような提案や解決策があるかは、クライエントが抱える状況によって、適宜変わってくるということをカウンセラーは常に意識することが必要です。

その後

クライエントは、面談で提案したことをすぐに実行に移していきました。長女としっかり向き合って話し合うことによって、長女は母親に迷惑をかけたくないという気持ちから、いじめがある学童保育へ我慢して行っていたということも話してくれました。やはり学童保育でのいじめによって、長女の問題行動が引き起こされたことが分かってきたのです。クライエントはまず長女のつらいという気持ちを共有し、母親がその気持ちを理解していることをきちんと伝えたそうです。その後は、学童保育への事実確認と改善をお願いした結果、いじめは徐々になくなっていきました。最終的には、長女の問題行動も収まり、クライエントも仕事を辞めずに続けることができたのです。

【ポイント】

仕事で忙しい母親の子どもが問題行動を起こすと、子どもと関わる時間が少なく、子どもが寂しがることを原因にする傾向は多々あります。母親自身も罪悪感を感じて、仕事を辞めることを考えることも少なくありません。しかし、経済的な側面や、社会で活躍する機会を失うことにより、母親自身のジレンマやストレスが深刻になる可能性もあるので、安易に仕事を辞めれば問題解決に至ると考えることには注意が必要です。また、問題行動の原因を子どもの性格や障害とすることも少なくありません。しかし、原因を決めつけてしまい、過度に叱りつけたり、あきらめてしまうようなことがあるので注意が必要です。特に、家族などの身辺の問題は近視眼的になり、包括的に物事を見ることができにくいものです。カウンセラーは、まずクライエントが抱える気持ちを受け止め、安心していただくことで、冷静さを取り戻していけるように促していくことが大切です。それにより、クライエントは広い視野で自分が抱える問題を見て、解決への道を歩んでいけるようになります。

▼事例3　職場のキャリアと人間関係の問題

概　要

職場のキャリアと人間関係に悩む50代の男性。状況は変えることはできなくても、カウンセラーが気持ちをきちんと受け止めることを繰り返していくことで、クライエントが精神面でのバランスを保つことに至った事例です。

面談に至る経緯

ある企業からメンタルヘルスの研修と全社員の面談の依頼を受けました。クライエントはその会社の社員の一人で、長い間同じ部門で勤務してきた50代の男性です。前任の部長が定年退職になったため、自分が次期部長になると思いこんでいたところ、別の部門に在籍していた5歳も年下の後輩が就任してしまいました。そのことに憤りを感じたクライエントは、思い悩んだ面持ちで相談室にやってきました。

面談　1回目

面談室に入るやいなや、仕事のやる気がなくなったことを話しはじめました。今回の人事の決定にはまったく納得がいかず、激しい憤りを感じていると言います。完全に仕事に対してやる気をなくしたので、今すぐにでも会社を辞めたいが、家のローンも残っているし、子供の教育もあるので、現実的に考えてすぐに辞めるわけにはいかない等の話を、強い感情をともなって吐き出してきました。会社を辞めたいほどの辛い気持ちを丁寧に受け止めていくと、「この部門のことは自分が一番分かっている自負がある。新しく就任した部下は、業務のことは全く分かっていないし、そもそも部長としてやっていけるだけの力もない。そんな人にこの仕事は任せられない」という気持ちが語られました。会社を辞めたいというよりも、年下の社員に地位と業務をとられてしまったことへの怒りが強く表れている様子でした。

面談の前半では、憤りの気持ちの噴出が強かったものの、後半では冷静さを取り戻していました。言いたいことをかなり吐き出したことで、気持ちに整理がついたのでしょう。「なんとかもう少し頑張ってみる」と話され、面談室を後にしました。

1カ月後の面談

1カ月経過後、その男性社員は「状況が悪化した」と憤慨した様子で面談室にやってきました。クライエントの話では、この1カ月間、自分なりにできることをしようと考えて、会議中には新しい部長のフォローをしたり、仕事の手順の助言をするなど努力してきたと言います。ところが、やはり自分が懸念していたとおり、新しい部長は、業務の遂行能力や処理能力がなく、とてもサポートしきれないともらしました。「いくら教えてやっても一向に覚えず、常に自分がやらないとならない。いつまでこの状態が続くのかと思うと、ストレスがたまって仕方がない。黙ってみていれば、いつまでも取り掛かろうとさえしない」、「これだけ面倒見てやっているのに、感謝の姿勢が微塵も感じられない」、「もう何も言わないことにした。困るのは相手だ！」などと、不満を爆発させていました。

傾聴を続けていくと、実際は、クライエントがそれほど頑張って奮闘しなくても、なんとか業務は遂行できる状態になってきていることや、多少混乱や問題はあっても、納期に遅れることなどは一度もなかったことなどが分かってきました。

その事実をふまえ、こちらからは「この1カ月間の努力と、その成果はなにかしら出ているのではないか」などのねぎらいの言葉をかけると少しトーンダウンし、落ち着きを取り戻していました。

その後

何度かの面談を繰り返していくうちに、クライエントは少しずつ気持ちを整理してきている様子がうかがえました。「自分の居場所を必死に確保しようという気持ち」、「自分の方が仕事を知っているという誇示したい気持ち」、「地位をとられて悔しい気持ち」などの思っていることを存分に聴いてもらうことによって、自分の置かれた状況を冷静に受け入れることができるようになっていいったようです。

【ポイント】

カウンセリングでは職場内では口にすることができない気持ちを吐き出します。クライエントが置かれた状況は変えることができなくとも、気持ちを言葉にしてみるだけでも気持ちの整理がつくことは多くあります。今回のクライエントの場合は、当初は相当な怒りを抱えていました。その時点でカウンセラーは面談などの時間を設けて、きちんとクライエントに関わらなければ、事態は急速に悪化することもあります。業務への意欲を失って、激しく無気力になったり、うつ症状などの不調が現れてくる可能性があるのです。

▼事例4　メンタルヘルス

概　要

従来型のうつ病は、一般的に真面目で責任感が強いタイプの人がなりやすいとされています。うつ病を発症する前兆にはさまざまな症状や傾向があります。ここでは、勤務状態も良く、それまでの健康診断等でも問題のなかった30代の男性社員がある日突然、業務中に倒れてしまったという事例をみていきます。

面談に至る経緯

ある企業の健康管理スタッフから、30代男性社員の面談を行って欲しいと依頼がありました。

健康スタッフの話によると、この男性は3カ月前に職務中に突然倒れてしまったとのことです。救急車で病院に運ばれ、検査をしましたが、特に異常がないということで翌日には退院しました。これまでの健康診断でも特に問題はなく、持病もないということです。仕事での疲労が溜まっていたのだろうということで、数日間の休暇をとりましたが、その後はいつもどおりに出勤し、業務にあたっていました。

ところが、またその2カ月後に職場で倒れてしまったのです。念のために精密検査を行いましたが、今回の診断でも特に異常は見つかりませんでした。2回目に倒れた時は、職場は繁忙期にあたり、クライエントの疲労もだいぶ蓄積している様子でしたが、この時も数日だけ休養をとっただけで、その後はいつものように出勤するに至りました。

この男性社員からは仕事量や職場状況についての不満は、ないということでしたが、2回倒れているので、念のために面談を依頼してきました。

面談　１回目

本人の話では、特に仕事面での不平や不満は感じていないということでした。あえて気になっていることを言えば、周りの期待に応えられない自分に嫌気がさすことがあるということでした。そのことをさまざまな表現で繰り返していたのが印象的でした。３カ月ほど前から食欲がなく、眠りが浅く、やる気が出ないなどのうつ症状はみられるものの、日常生活に支障をきたすほどではないと話していました。業務中倒れて病院に運ばれた時以来、通院していることもないと話していました。

見立て

男性社員は面談の最初から終わりまで一貫して表情に変化がなく、発する言葉に覇気《はき》が感じられませんでした。うつ症状は現れていましたが、それほど深刻に考えている様子ではないようです。心療内科へのリファーは、本人の意志により、今回は行わず経過観察することにしました。ただし、定期的に面談を受けることを約束し、本人もそれに合意し、１回目の面談を終了しました。

面談　2回目以降

面談を開始した当初は、現状の報告や生活状態など、こちらからの質問に答えるのみといった応答をしていました。面談の回数を重ねるうちに、子供時代の話を自ら話し始めました。「子供の頃は、自分自身は全く興味もない習い事や、やりたくもない受験勉強を無理やりにさせられてきた。親の期待を裏切りたくないと思い、いつもがんばっている自分がいた。常に親の評価が気になっていた。自分では限界まで頑張っているつもりでも、あまりほめられることがなかった」というようなことを語っていました。こちらからは、業務に直接関係のないことでも自由に話ができるように促していきました。

その後面談は数回に及びましたが、徐々に自分へのストレスと心身の症状に意識を向けていけるようになってきました。クライエントが抱えている業務量は度を超しているにもかかわらず、本人が何とか処理してしまうので、周囲はそれを見過ごしているという状態にも気づくなどの変化がみられました。適切な業務調整が行われていないことを感じていながらも、ずっと我慢してきた自分に気がつき始めたと話していました。

こちらからは、「業務量や内容に負担を感じた時には、抱え込まずに助けを求めてみてはどうか」

ということを提案してみました。クライエントもこのことに同意し、最終の面談の頃には、業務に負担を感じる時には、上司などに伝えることができるようになってきたと話していました。

見立て

クライエントは、親や周りに合わせることが当然と考え、自分が抱えているストレスに気がつきにくくなっています。面談の当初は、身体に拒絶反応の症状が現れているにもかかわらず、その深刻さを理解していない様子でした。心身の不調は、「無理していること」、「我慢をしすぎていること」の警告サインでもあります。今回のケースでは、クライエントの同意を得て、上司に面談の内容を報告し、クライエントが抱える業務量の調整の提案を行いました。

その後

適宜、仕事量の確認と調整がなされたことに伴い、クライエントの表情が豊かになり、笑顔が見られるようになっていきました。「眠れない」「食欲がない」などのうつ症状も徐々に改善され「仕事も楽しく感じられるようになった」と話していました。最終面談から1年以上経過しますが、その後、職場で倒れるというような報告はありません。

【ポイント】

過度のストレスを抱えると心身にさまざまな症状が現れてきます。場合によっては、薬の摂取によって状態を落ち着かせるということも必要です。しかし、薬で症状を抑えることばかりに頼りすぎていると、根本的な改善には至りません。それどころか、症状が悪化しているにもかかわらず、そのことに気づきにくくなり、時には「死にたい」などの考えをもつような深刻な状態に至る場合もあります。「眠れない」「食欲がない」「何もする気がおきない」「突然倒れる」「過呼吸になる」などの症状は心身が悲鳴をあげている警告サインです。そのサインを見逃したり、軽んじることのないようにしていくことが重要です。根本的な問題解決のためには、クライエント自身が自分と向き合う時間を持つ必要があります。カウンセラーはそのきっかけをつくったり、促していく重要な役割をになっています。

おわりに

未来の産業カウンセラーのあなたへ ～社会の小さな声にあなたの耳を傾けてください～

私の産業カウンセラーへの道はある想いからはじまりました。

大学卒業後、一般企業への就職、結婚、出産など、一見順調な人生を歩む一方、家族とのかかわり方や子育て中の母親同士の人間関係に悩んでいました。毎日もやもやした気持ちを抱えながらも、どのようにして解決したらよいか分からず、身体不調も感じていました。

そんなある日、雑誌の記事で『産業カウンセラー』の存在を知りました。それまで、産業カウンセラーに関する知識は全くありませんでしたが、瞬間的に「これだ！」と思いました。「人間の心理について勉強すれば、自分の気持を整理する糸口が見つかるかもしれない」という思いと、「自分と同じように育児や人間関係に悩んでいる母親のちからになれるかも知れない」という前向きな気持ちがふと沸き起こってきたのです。

多数の種類が存在するカウンセラーの中でも、カウンセリングの対象が全般にわたっていて活躍の場が広いことと、当時、労働省の認定資格だったことも大きな後押しになりました。すぐに、日本産業カウンセラー協会の通学コースの受講を決め、資格取得後、産業カウンセラーとしての人生がスタートしました。

心理学やカウンセラーの勉強を進めていったある日、多数の種類が存在するカウンセラーの中でも、カウンセリングの対象が「産業」全般にわたっていて、活躍の場が広いということを、ある雑誌の記事で知りました。それまで、産業カウンセラーに関する知識は全くありませんでしたが、瞬間的に「これだ！」と思いました。すぐに、日本産業カウンセラー協会の通学コースに通い始め、約8カ月後に資格を取得し、産業カウンセラーとしての人生がスタートしました。

あれから早くも15年、現在は、官公庁、企業、大学等でカウンセリングと研修、人事労務相談などを行い、働く人のメンタルヘルスに貢献するべく業務に従事しています。また、次世代を担う産業カウンセラー、キャリアコンサルタントの育成指導にも奮闘しています。

産業カウンセラーの仕事を通して、さまざまな人との出逢い、発見があります。どんな人も悩み、苦しみ、悲しみを背負って生きています。しかし、それらの困難を自らの力で乗り越えていく強さを秘めていると私は信じています。実際に、多くの人が困難を克服し、大きく成長していく姿を目の当たりにしてきました。

常に変化し動いていく人の心に対応していくという産業カウンセラーの仕事は、ワクワク、ドキドキ、ハラハラの連続です。多くの人の心に寄り添うこの仕事は、「生きるとはなにか」という人間としての本質について深く考える機会を与えてくれます。

本書の最後に、未来の産業カウンセラーのあなたへ一編の詩をご紹介したいと思います。カウンセリングを学び始めたころ、指導者の一人から教えていただいた有名な詩です。産業カウンセラーとしての自分自身のあり方に迷う時、いつも思い出しては読み返し、カウンセラーとしての原点に立ち返ることの大切さを再確認しています。

『話をきいてください』（作者不詳）

私の話をきいて下さい、と頼むと
あなたは助言を始めます。
私はそんなことを望んではいないのです。
私の話をきいて下さい、と頼むと
あなたはその理由について話し始めます。
申し訳ないと思いつつ、
私は不愉快になってしまいます。
私の話をきいて下さい、と頼むと
あなたはなんとかして私の悩みを
解決しなければという気持ちになります。
おかしなことに、それは私の気持ちに
反するのです。
祈ることに慰めを見出だす人がいるのは
そのためでしょうか。
神は無言だからです。
助言したり調整しようとしません。
神はきくだけで、悩みの解消は自分に

まかせてくれます。
だからあなたもどうか、
黙って私の話をきいて下さい。
話したかったら、私が話し終わるまで
少しだけ待って下さい。
そうすれば私は必ずあなたの話に
耳を傾けます。

（レオ・ブスカリア著『Loving Each Other』より）

人間関係における多くの悩みは「誰も私のことを聞いてくれない」という嘆きです。人は相手に答えを求めていません。人は、ただ、じっと話を聞いてくれるだけで、自分で答えも見つけ出し、未来を切り開いて行ける強い力を秘めています。この世の中には話を聞いて欲しい人がたくさん待っています。どうか、人それぞれのもつ可能性を信じ、社会の小さな声にあなたの耳を傾けていってください。

「この世で、たった一人でも受け入れてくれる人がいれば、また頑張って生きてゆける」

カール・ロジャーズ

二〇一五年二月

産業カウンセラー　大野萌子

［著者紹介］

大野　萌子（おおの　もえこ）
Office MOEKO（おふぃす　もえこ）代表。法政大学卒。
防衛省、文部科学省などの官公庁、大手企業、大学、医療機関などで、年間120件以上の講演・研修を行なう。企業内健康管理室カウンセラーとして、人間関係改善に必須のコミュニケーション、ストレスマネジメント、ハラスメントを得意とし、現場での経験をふまえ、机上の空論ではない活きたメンタルヘルス対策を提供している。一般社団法人日本産業カウンセラー協会において、産業カウンセラーおよび、キャリアコンサルタント養成指導歴15年。産業カウンセラー、２級キャリアコンサルティング技能士。
【HP】http://profile.ne.jp/pf/moeko

産業カウンセラー　シリーズ〈わたしの仕事〉⑥

2015年3月16日　第1刷

著　者　大野萌子
発行者　村上克江
発行所　株式会社　新水社
〒101-0051 東京都千代田区神田神保町2-20
http://www.shinsui.co.jp
Tel 03-3261-8794　Fax 03-3261-8903

印　刷　モリモト印刷株式会社
製　本　ナショナル製本協同組合

ISBN 978-4-88385-173-7